10,-

D1655788

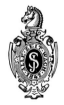

Chirurgia Plastica et Reconstructiva

Organ der Deutschen Gesellschaft für Plastische und
Wiederherstellungs-Chirurgie

Band 8

Herausgeber:

H. Bürkle de la Camp, Dottingen
K. Schuchardt, Hamburg

Redaktoren:

W. Axhausen, Bremerhaven
D. Buck-Gramcko, Hamburg-Bergedorf

Wissenschaftlicher Beirat:

*P. Bischoff, Hamburg · E. S. Bücherl, Berlin · F. Hollwich, Münster ·
F. Rehbein, Bremen · W. Schink, Köln-Merheim · E. Schmid, Stuttgart ·
U. Schmidt-Tintemann, München · H. v. Seemen, München · W. Tönnis,
Köln-Lindenthal · A. N. Witt, München · H. Wullstein, Würzburg*

Springer-Verlag Berlin Heidelberg New York 1970

ISBN 3-540-05288-7 Springer-Verlag Berlin · Heidelberg · New York
ISBN 0-387-05288-7 Springer Verlag New York · Heidelberg · Berlin

Die Wiedergabe von Gebrauchsnamen, Handelsnamen, Warenbezeichnungen usw. in diesem Werk berechtigt auch ohne besondere Kennzeichnung nicht zu der Annahme, daß solche Namen im Sinne der Warenzeichen- und Markenschutz-Gesetzgebung als frei zu betrachten wären und daher von jedermann benutzt werden dürften.

Das Werk ist urheberrechtlich geschützt. Die dadurch begründeten Rechte, insbesondere die der Übersetzung, des Nachdruckes, der Entnahme von Abbildungen, der Funksendung, der Wiedergabe auf photomechanischem oder ähnlichem Wege und der Speicherung in Datenverarbeitungsanlagen bleiben, auch bei nur auszugsweiser Verwertung, vorbehalten. Bei Vervielfältigungen für gewerbliche Zwecke ist gemäß § 54 UrhG eine Vergütung an den Verlag zu zahlen, deren Höhe mit dem Verlag zu vereinbaren ist. © by Springer-Verlag Berlin · Heidelberg 1970. Library of Congress Catalog Card Number 66-15944. Printed in Germany.

Inhaltsverzeichnis

1. Teil

Bericht über die Sondersitzung „Plastische Chirurgie" der 87. Tagung der Deutschen Gesellschaft für Chirurgie gemeinsam mit der Deutschen Gesellschaft für Plastische und Wiederherstellungschirurgie und der Vereinigung Deutscher Plastischer Chirurgen am 1. April 1970 in München.

(Redigiert von D. BUCK-GRAMCKO)

Verhandlungsleiter: P. WILFLINGSEDER, Innsbruck

A. STRUPPLER: Myographie in der Facialis- und Handchirurgie	3
Aussprache: H. MILLESI, A. STRUPPLER, H. WULLSTEIN, P. WILFLINGSEDER, L. CLODIUS, A. HERRMANN	9
D. BUCK-GRAMCKO: Objektive Sensibilitätsprüfung	12
Aussprache: H. JANTSCH, A. STRUPPLER, R. WITTMOSER, S. TEICH-ALASIA, D. BUCK-GRAMCKO	16
T. J. S. PATTERSON: Thermographie zur Prüfung der Vitalität von Hautlappen	21
Aussprache: S. TEICH-ALASIA, P. WILFLINGSEDER, S. ZEHM, H. IOANNOVICH, M. BAUER, A. BERGER, R. WITTMOSER	25
U. BRUNNER: Über den Wert der Lymphographie im Rahmen kombinierter angiographischer Abklärung (Arteriographie — Phlebographie — Lymphographie)	32
L. CLODIUS: Die Lymphographie und Isotopendiagnostik in der plastischen Chirurgie	37
H. MILLESI: Fermentreaktion und Vitalitätsprüfung	43
Aussprache: P. WILFLINGSEDER, H. MILLESI, F. E. MÜLLER, S. TEICH-ALASIA, H.-E. KÖHNLEIN	47

2. Teil

Freier Beitrag (Redigiert von H. BÜRKLE DE LA CAMP)

H. PIERER, Das Dermisfettgewebetransplantat in der plastischen Chirurgie der Mamma	53

Verzeichnis der Referenten und Diskussionsteilnehmer

BAUER, M., Dr., Lehrkanzel f. Plast.- u. Wiederherstellungschir., Univ.-Klinik Innsbruck, Österreich

BERGER, A., Dr., I. Chir. Univ.-Klinik, Wien, Österreich

BRUNNER, U., Dr., Chir. Univ.-Klinik B, Zürich, Schweiz

BUCK-GRAMCKO, D., Dr., Handchir. Abt. am Berufsgenossenschaftl. Unfallkrankenhaus, Hamburg-Bergedorf

BÜRKLE DE LA CAMP, H., Prof. Dr. h. c., Dottingen über Freiburg/Br.

CLODIUS, L., Dr., Chir. Univ.-Klinik B, Zürich, Schweiz

HERRMANN, A., Prof. Dr. med., Univ.-Klinik und Poliklinik f. Hals-Nasen- u. Ohrenkranke, München

IOANNOVICH, H., Dr., Lehrkanzel f. Plast.- u. Wiederherstellungchir., Univ.-Klinik, Innsbruck, Österreich

JANTSCH, H., Doz. Dr., Abt. f. Physik. Medizin d. I. Chir. Univ.-Klinik, Wien, Österreich

KÖHNLEIN, H.-E., Dr., Chir. Univ.-Klinik, Freiburg/Br.

MILLESI, H., Doz. Dr., I. Chir. Univ.-Klinik, Wien, Österreich

MÜLLER, F. E., Dr., Berufsgenossenschaftl. Krankenanstalten Bergmannsheil, Bochum

PATTERSON, T. J. S., M. D., M. Chir., F. R. C. S., Hazelwood, Kidlington, Oxford, England

STRUPPLER, A., Prof. Dr., Neurolog. Klinik d. Technischen Hochschule, München

TEICH-ALASIA, S., Prof. Dr., Turin, Italien

WILFLINGSEDER, P., Prof. Dr., Lehrkanzel f. Plast.- u. Wiederherstellungschir., Univ.-Klinik, Innsbruck, Österreich

WITTMOSER, R., Priv.-Doz. Dr., Chirurg. Univ.-Klinik, Düsseldorf

WULLSTEIN, H., Prof. Dr., HNO-Klinik d. Universität Würzburg

ZEHM, S., Priv.-Doz. Dr., HNO-Klinik d. Universität Würzburg

Autor des freien Beitrages

PIERER, H., Doz. Dr., Chir. Univ.-Klinik, Graz, Österreich

1. Teil

Bericht über die Sondersitzung „Plastische Chirurgie" der 87. Tagung der Deutschen Gesellschaft für Chirurgie gemeinsam mit der Deutschen Gesellschaft für Plastische und Wiederherstellungschirurgie und der Vereinigung Deutscher Plastischer Chirurgen am 1. April 1970 in München.

(*Redigiert von* D. BUCK-GRAMCKO)

Verhandlungsleiter: P. WILFLINGSEDER, Innsbruck

Myographie in der Facialis- und Handchirurgie

Von A. STRUPPLER

Die Bedeutung der Elektromyographie (EMG) und der Elektroneurographie (ENG) für die periphere Nervenchirurgie darf ich Ihnen ganz *allgemein* an einem Schema schildern; es symbolisiert die verschiedenen

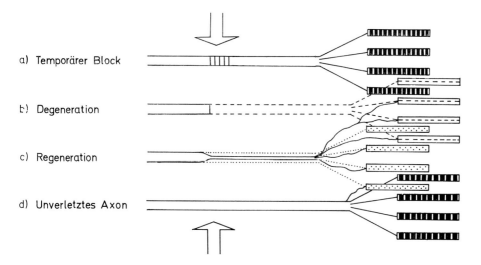

Abb. 1. Folgen lokaler Druckschädigung am peripheren Nerven

Möglichkeiten, die bei einem lokalen Nerventrauma auftreten können. Mit Ausnahme der kompletten Durchtrennung des gesamten Nerven besteht meist ein *Nebeneinander* von verschiedenen Schädigungsfolgen, die prognostisch beurteilt werden müssen.

1. Bei einer *temporären* Schädigung einer Nervenfaser (a) durch Ischämie kommt es entweder zu einer lokalen Verlangsamung der Nervenleitgeschwindigkeit (NLG) oder zu einem flüchtigen reversiblen Leitungsblock (Neurapraxie) infolge lokaler Demyelinisierung. Dies läßt sich elektrophysiologisch dadurch feststellen, daß bei Stimulation zentral oder peripher

von der lokalen Schädigung die Antworten im Muskel (EMG) bzw. im Nerven (ENG) entweder verzögert oder gar nicht mehr auftreten.

2. Wird der Achsencylinder dieser Fasern *unterbrochen* (Axonotmesis), dann denervieren die angeschlossenen Muskelfasern (b), im EMG treten sog. Denervierungspotentiale (Spontanaktivität) auf. Je distaler die Fasern geschädigt sind, desto eher entstehen im Muskel Denervierungszeichen; da sie bereits bei der Degeneration von 1 Motoneuron entstehen, lassen sich auch engumschriebene Denervierungen bereits relativ früh diagnostizieren. Solange diese Spontanaktivität denervierter Muskelfasern nachweisbar ist, sind die Fasern noch reinnervierbar — und damit ist eine Nachbehandlung mit dem Ziel einer kollateralen kompensatorischen Reinnervation bzw. eine Nerventransplantation oder eine orthopädische Ersatzoperation noch angezeigt.

3. Sproßt die Faser wieder aus, dann tritt eine *echte* Reinnervation ein (c); zu einer *kompensatorischen* Reinnervation der denervierten Muskelfasern kommt es, wenn benachbarte unversehrte Nervenfasern (aus d des Schemas) einsprossen (kollaterale Reinnervation). Nach der Restitution ist das Innervationsgebiet nun räumlich verändert, es haben sich oft sog. Rieseneinheiten ausgebildet, die durch Fehlsprossungen („aberrierende Nervenfasern") zu Synkinesien, also Mitbewegungen, führen können; sie entstehen, wie Sie alle wissen, leider häufig im Facialisgebiet, aber auch klinisch latent in der Hand. Im EMG zeigen sich dann sog. Reinnervationspotentiale; Fehlsprossungen lassen sich dadurch feststellen, daß bei der Ableitung aus verschiedenen Innervationsgebieten eine synchrone Aktivität einzelner motorischer Einheiten nachweisbar ist.

Die Beurteilung einer partiellen Parese durch das EMG beruht nun darauf, daß man sich innerhalb des Kollektivs der Muskelfasern ein Bild macht über den jeweiligen Anteil an gesunden Fasern, Fasern im Zustand der „aktiven" *Denervierung, reinnervierten* Fasern und *Bindegewebe*.

Was bieten nun EMG und ENG für die *Facialis*chirurgie?

1. Die Prognose der *partiellen* Parese, also die Frage: Dekompression oder nicht — läßt sich durch die sondierende Ableitung aus den betroffenen Muskeln und aus der Prüfung des Lidschlußreflexes, evtl. kombiniert mit Latenzmessung, treffen. Man sondiert also möglichst viele Stellen der paretischen Facialismuskulatur und kann dann feststellen, ob die zunehmende Degeneration von Muskelfaserbündeln überwiegt oder bereits Zeichen einer klinisch-latenten Regeneration an umschriebenen Stellen bestehen.

2. Ob eine *komplette idiopathische* Facialisparese nur auf einem reversiblen Leitungsblock beruht oder ob die Fasern zunehmend degenerieren werden, ist innerhalb der ersten Tage, in denen durch Dekompression ein Faseruntergang vielleicht noch vermieden werden könnte, elektrophysiologisch z. Z. noch nicht sicher zu entscheiden. Denervierungspotentiale in der

Muskulatur treten ja erst in der 2. Woche auf, bis dahin sind wir heute noch auf tägliche Schwellenmessung angewiesen.

3. Die elektromyographische Analyse der *Reinnervation* und des *Umlernens* bei spinofacialen Anastomosen und bei der sog. „Neurotisation", wie z. B. der Lexer-Rosendahlschen Operation lassen erkennen, ob die Reinnervation der degenerierten Facialismuskulatur *nur* aus den Spender-

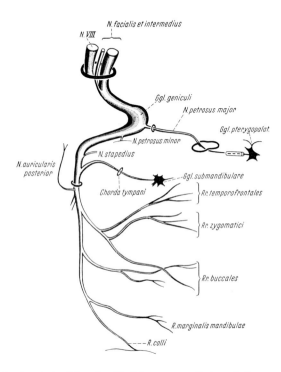

Abb. 2. Verlauf und Astfolge des Gesichtsnerven (frei nach FERNER, H.: Anatomie des Nervensystems und der Sinnesorgane des Menschen. Basel 1952)

nerven oder z. T. aus ausgeproßten Facialisfasern erfolgt ist und wie der Patient das Innervationsmuster des Spendernerven auf die mimische Ausdrucksbewegung umzutrainieren versteht.

4. Bei *Spontanbewegungen* im Gesicht läßt sich ein psychogener Facialistic mit Sicherheit von einem organischen Spasmus hemifacialis differenzieren, wie Ihnen die Elektromyogramme (Vortragsdemonstration) zeigen sollen. Bekanntlich wird beim Lidschlußreflex des Gesunden der Lidheber wenige Millisekunden vor dem Lidschluß reflektorisch gehemmt. Wir konnten nun

zeigen, daß die tonische Halteinnervation des Levator palpebrae durch die Spasmusaktivität des antagonistischen Orbicularis oculi *nicht* beeinflußt wird, also keine reziproke Hemmung zeigt und somit innerhalb des peripheren Nerven entstehen muß. Durch die Nadelableitung läßt sich feststellen, ob bereits eine eng umschriebene Denervierung oder klinisch latente Fehlsprossungen mit Synkinesien vorliegen.

5. Bei der *postparetischen Kontraktur* mit Hochziehen des Mundwinkels läßt sich klären, ob diese ausschließlich auf Schrumpfung der Muskulatur,

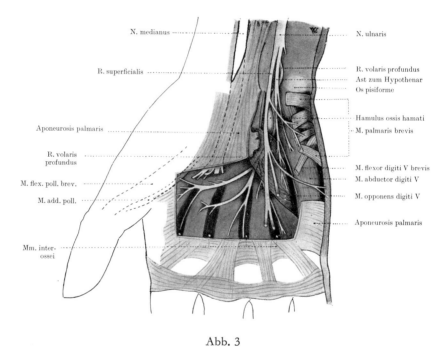

Abb. 3

also auf einer nicht innervatorisch bedingten echten Kontraktur beruht oder auf einer rhythmischen Spontanaktivität ischämisch geschädigter Nervenfasern infolge einer Parabiose im Narbengebiet.

Für die *Hand*chirurgie ermöglichen die verschiedenen elektrophysiologischen Untersuchungsmethoden:

1. Die Testung des *individuellen Innervationsschemas*, also die Feststellung, welcher Nerv im einzelnen welche Muskeln versorgt und ob Abweichungen vom üblichen Innervationsmodus bestehen. So zeigt sich z. B. durch Ableitung aus der kleinen Handmuskulatur bei Stimulation von Hand-

Medianus bzw. -Ulnaris, ob alle kleinen Handmuskeln und nicht nur der Adductor pollicis vom Medianus versorgt bzw. mit innerviert werden, wodurch z. B. eine operative Intervention am Ulnaris risikoloser erscheint.

2. Die Klärung der *Art* der Parese bzw. des Muskelschwundes, d. h. die Lösung der Frage, ob eine neurogene Atrophie als Folge einer lokalen Nervenaffektion besteht oder aber eine Inaktivitätsatrophie auf dem Boden einer arthrogenen bzw. myogenen Kontraktur.

3. Die Frühdiagnose und Lokalisation von umschriebenen chronischen Druckschäden (*Engpaß*-Syndrome): Wenn bereits eine geringgradige klinisch latente Denervierung in der Muskulatur besteht, läßt sich der Ort

---

Facialis
1. Prognose der partiellen Parese — Dekompression?
2. Komplette Parese — reversibler Leitungsblock oder Degeneration?
3. Reinnervationsvorgänge
4. Spontanbewegungen — organisch oder psychogen?
5. Postparetische Kontraktur — echte Kontraktur oder Kontraktion?

Hand
1. Individuelles Innervationsschema
2. Parese und Atrophie — Folge lokaler Nervenläsion oder Inaktivität?
3. Lokalisation umschriebener Druckschäden
   N. medianus: Kompression im „Retinaculum flexorum"?
   N. ulnaris: Schädigung unter dem Lig. carpi palmare oder weiter distal (tiefer Ulnarisast)?

Abb. 4. Myographie in der Facialis- und Handchirurgie

---

der Schädigung durch eine systematische sondierende Ableitung aus der kleinen Handmuskulatur festlegen; besteht nur eine lokale Funktionsstörung (Impulsverlangsamung bzw. Leitungsblock), dann müssen im Seitenvergleich die motorischen (EMG) bzw. die sensiblen (ENG) Latenzen innerhalb der verschiedenen analogen Nervenäste gemessen werden.

a) Beim sog. *Karpal*tunnelsyndrom zeigt sich dann oft, daß die Druckschädigung des Handmedianus distal vom Ligamentum carpi transversum, also schon etwas peripher vom „Retinaculum flexorum" liegt, was für die Schnittführung bei der Dekompression von Bedeutung ist.

b) Das gleiche gilt für die *Handulnaris*schädigung, bei der die Sensibilitätsstörung fehlt und die Hypothenarmuskulatur nicht paretisch ist, wie im vorliegenden Fall (Vortragsdemonstration). Hier läßt sich klar die Schädigung des tiefen Ulnarisastes (sog. deep ulnar branch-Syndrom) von der Schädigung des Handulnaris unter dem Ligamentum carpi palmare

(Syndrome de la loge du Guyon) unterscheiden und dadurch der zweckmäßige Ort der Revision festlegen.

Zum Schluß darf ich Ihnen in einer Tabelle zusammenfassen, was die modernen elektrophysiologischen Untersuchungsmethoden für die Facialis- und Handchirurgie zu leisten vermögen.

Summary

In a basic review on the importance of the electromyography (EMG) and the electroneurography (ENG) for the surgical repair of the peripheral nerves the following questions concerning surgery of the facial nerve are discussed: The prognosis of partial paralysis, mainly concerning the problem of decompression; the analysis of reinnervation and the reorientation in spino-facial anastomosis as in the so-called "neurotisation"; the differentiation of a psychogenic facial tic from organic hemifacial spasm and the postparalytic contracture. In the complete idiopathic facial paralysis a positive prognosis is not yet possible in the first days.

In the field of hand surgery the following investigations may be helpful: Test of the individual patterns of innervation, determination of the type of paralysis or the atrophy of muscles; the early diagnosis and localisation of chronic compression, for instance the carpal tunnel syndrome and the differentiation of ulnar nerve compression in the hand (syndrom of the deep ulnar branch and syndrome de la loge de Guyon).

Literatur

MARGUTH, F., STRUPPLER, A.: Zur Diagnostik und Therapie chronischer Druckschädigungen peripherer Nerven. Münch. med. Wschr. **23**, 1245—52 (1966).

STRUPPLER, A.: Elektrodiagnostik. In: BODECHTEL, G.: Differentialdiagnose neurologischer Krankheitsbilder, 3. Aufl. Stuttgart: Thieme (im Druck).

— Fortschritte in der Erkennung und Beurteilung von Funktionsstörungen peripherer Nerven. Münch. med. Wschr. **51**, 2647—2653 (1969).

— SCHEININGER, R.: Elektromyographische Untersuchung zur Frage der Innervationsübernahme im Bereich motorischer Hirnnerven beim Menschen. Pflügers Arch. ges. Physiol. **274** (1), 48 (1961).

Professor Dr. A. STRUPPLER
Neurolog. Klinik der Technischen Univ. München
Klinikum rechts der Isar
8 München 80
Ismaninger Straße 22

Aussprache

H. MILLESI, Wien: Ich möchte Herrn STRUPPLER bitten, näher auf die Möglichkeiten einzugehen, Mischinnervationen und Innervationsanomalien auszuschalten, bzw. zu erkennen, denn diese spielen gerade bei der postoperativen Kontrolle nach Nervenwiederherstellung eine große Rolle. Die Thenarmuskulatur wird oft z. T. vom Nervus ulnaris versorgt, so daß eine Durchtrennung des Nervus medianus keinen oder nur einen teilweisen motorischen Ausfall hervorruft. Eine Naht des Nervus medianus wird dann als ein Erfolg gewertet, weil die Motorik vorhanden ist. In Wirklichkeit war es aber in diesen Fällen nur eine Mischinnervation. Daher ist es besonders wichtig, präoperativ diesen Zustand zu erfassen und zu dokumentieren.

A. STRUPPLER, München: Ich möchte Herrn MILLESI voll und ganz bestätigen. Die Abweichungen vom normalen Innervationsschema sind wesentlich häufiger als wir bis vor kurzem noch gedacht haben. Darüber wurden in der letzten Zeit eine ganze Reihe von Untersuchungen angestellt, wobei die Handnerven stimuliert und systematisch von verschiedenen Fingerstrahlen abgeleitet wurden. Ich glaube das ist das sicherste Vorgehen, um das Innervationsschema funktionell festzulegen.

Zur Ergänzung kann auch der andere Nerv geblockt werden, und man sieht dann, ob bei einer Willkürinnervation die Impulse über den einen oder über den anderen Nerv kommen.

Das Innervationsschema läßt sich heute sehr genau nachweisen, und es läßt sich natürlich auch postoperativ oder im Laufe einer längeren Druckläsion feststellen, wie Anastomosen, die vorher vielleicht latent vorhanden sind, durch die dauernde Intension oder durch dauerndes Trainieren des Pat. ins Spiel gebracht werden, d. h. wie eine kollaterale Reinnervation, durch zunehmende Sprossung und Umbau in den angeschlossenen Muskelfaserbündeln doch durch einen Restitutionseffekt langsam hervorgerufen wird.

H. WULLSTEIN, Würzburg: Ich möchte die Gelegenheit gerne benutzen, Sie, Herr STRUPPLER, zu fragen, ob Sie uns etwas über die Ätiologie des Facialisspasmus sagen können. Das ist natürlich für jede Indikation von entscheidender Bedeutung. Welche Vorstellungen bestehen darüber in Ihrem Gebiet?

A. STRUPPLER, München: Die Ätiologie des Facialisspasmus ist eine lange Geschichte. Sie beginnt bei WARTENBERG mit der extremen Vorstellung einer zentralen Genese, einer Störung innerhalb der Schaltzellen, d. h. daß es sich praktisch um eine Erkrankung auf bulbärer Basis handle. In der letzten Zeit entstand die Vorstellung, daß der Facialisspasmus in der peripheren Wegstrecke entsteht. Ich persönlich glaube, daß der organische Spasmus hemifacialis ein peripheres Phänomen ist. Innerhalb des peripheren Neurons, also innerhalb peripherer Facialisfasern, ob nun im proximalen Abschnitt, also kurz nach dem Austritt aus dem Hirnstamm, oder vielleicht im Canalis Falloppii, scheinen lokale Schädigungen zu bestehen, die entweder zu Kurzschlüssen führen — wobei ein Impuls, der tonisch über das Gesicht läuft, mehrere mit anstößt — oder es laufen eben doch eng umschriebene Denervierungen ab auf dem Boden einer Ischämie, die dann zu diesen Rieseneinheiten oder aberrierenden Einheiten führen. Eines ist auffallend: Je länger man Pat. mit einem Spasmus hemifacialis elektromyographiert, desto vorsichtiger wird man mit der Vorstellung, daß es sich um eine rein funktionelle Angelegenheit handelt. Man findet bei genauer Ableitung doch immer wieder an einzelnen, eng umschriebenen Stellen lokale Denervierungen, so daß man heute vielleicht pauschal sagen kann, der Spasmus hemifacialis ist der Ausdruck einer ganz, ganz langsam zunehmenden Denervierung.

Leiter: Wenn man beim Spasmus hemifacialis den Nerv vom Stamm weg freilegt und so viele Äste durchtrennt, daß ein Äquilibrium erreicht wird, dann kann man eine Symmetrie, in Ruhe, erzielen. Könnten Sie, Herr STRUPPLER, mit Ihren diagnostischen Möglichkeiten eine so genaue Lokalisation vornehmen und einen Situationsplan aufzustellen, daß es nicht notwendig wäre, den Facialis eines Pat. vollständig freizulegen, sondern daß es genügen würde, percutan durch kleine Incisionen, die lädierten, bzw. die zu durchtrennenden Stellen zu treffen?

A. STRUPPLER, München: Das ist natürlich ein schwieriges Problem. Man hat sich bemüht, den Ort dieser Übererregbarkeit festzulegen. Ich glaube, es gibt nur eine Chance, nämlich die, den Stapedius abzuleiten. Denn, macht der Stapedius bei der Spasmusentladung mit, dann kann man sagen, die lokale Schädigung sitzt darüber. Bleibt der Stapedius frei, dann darf man annehmen, daß der Ort der Parabiose, also die Schädigung, distal darunter sitzt. Ich sehe aber keinen Weg, sagen zu können, ob der Ort der Schädigung unmittelbar vor dem Austritt aus dem Kanal oder vielleicht einige Zentimeter weiter darüber liegt. Ich glaube, die einzige Chance der Differenzierung bietet uns im Augenblick die Ableitung aus dem Stapedius. Denn, wenn ich den Reflex prüfe, so ist natürlich der Reflex auf der Seite des Spasmus höher, da die Reflexe impulse über den gesamten peripheren Nerven laufen.

H. WULLSTEIN, Würzburg: Ich habe den Facialis oftmals auf Bitten unserer Neurologen wegen des Spasmus freigelegt. Die einzige Möglichkeit, Einfluß zu nehmen, war eigentlich die der partiellen Schädigung, wozu man nicht notwendigerweise partiell durchtrennen muß. Man kann den Nerven auch einfach mißhandeln, indem man ihn innerhalb des Mastoids oder innerhalb des Temporalteils, usw., freilegt, und dort so schädigt, daß er dann partiell gelähmt ist und infolgedessen keinen Spasmus mehr hervorruft. Im Ergebnis ist meistens, nach einer Reihe von Monaten, der Zustand des Spasmus wieder da. Die Zahl der Fälle ist noch klein, aber er hat sich herausgestellt, daß die Erreichung des Nervus facialis im inneren Gehörgang noch keine sicheren Resultate hinsichtlich einer Beseitigung des Spasmus herbeizuführen vermag. Meine Frage habe ich deshalb gestellt, weil wir zwar jetzt bis zum Eintritt des Nervus facialis in den inneren Gehörgang operativ hinlangen können und dabei eine Reihe von Befunden im inneren Gehörgang finden, die sehr interessant sind, aber trotzdem den Spasmus noch nicht fest in unsere Hand bringen.

Leiter: Herr CLODIUS, wie waren denn Ihre Ergebnisse mit der Teilexcision beim Spasmus hemifacialis? Haben Sie Rezidive gesehen? Und dann eine Frage an Herrn WULLSTEIN: Wie haben Sie den Grad der operativen Schädigung abgeschätzt? Das ist doch ein sehr fragliches Manöver, bei dem es zu einer totalen Facialisverletzung kommen könnte!

L. CLODIUS, Zürich: Die Exhairese bei der Hyperkinese verlief bis jetzt gut, wenn wir technisch richtig vorgegangen sind. Wir haben bei einem Fall auf der einen Seite einen Ast zu wenig durchtrennt und müssen noch nachresezieren, aber wir haben keine Rezidive gesehen.

Dagegen haben wir bei der Facialisparese, z. B. bei der Resektion des Ramus temporalis zwischen dem Augenbrauenansatz und der Haargrenze, wieder Reinnervationen des Frontalmuskels gesehen, offenbar über Äste, die vom Augenoberlid hinaufgewachsen sind. Wenn wir daher heute die Stirne aus symmetrischen Gründen denervieren wollen, machen wir das am Austritt des Facialis aus dem Kanal.

H. WULLSTEIN, Würzburg: Wir haben verständlicherweise versucht, irgendeinen ätiologischen Befund aufzudecken. Wir haben daher den Nervus facialis, wie ich sagte, bis zur hinteren Schädelgrube verfolgt. Bei diesen Bemühungen findet sich für den Chirurgen auch mikroskopisch kein sichtbarer Befund.

Die einfachste Form der Schädigung ist die, daß man etwas ungeschickter operiert als sonst, daß man nämlich dann, wenn man den Nervenkanal am Felsenbein aufmacht, den Nerv mit der Diamantenfräse etwas mehr mißhandelt, ein bißchen mehr Druck ausübt, als man das sonst machen würde, damit eine partielle Schädigung des Nerven erfolgt, ehe man die Scheide schlitzt.

A. STRUPPLER, München: Es sieht doch häufig so aus, daß im Spasmus immer die gleichen Muskelfaserbündel spontan aktiviert werden. Besteht eine Möglichkeit in der Peripherie, ähnlich der alten Stoffelschen Operation, diejenigen Facialisfasern zu bekommen und zu denervieren, die von oben her spontan entladen? Vom theoretischen oder neurologischen Standpunkt aus könnte man da vielleicht etwas gezielter vorgehen.

Andererseits stellt sich die Frage nach der Regeneration. Vermutlich sprossen diese Fasern wieder aus und gehen einfach in benachbarte Muskelbündel hinein. Sehen Sie da irgendeine Lösung, eine Behandlungsmöglichkeit?

H. WULLSTEIN, Würzburg: Mit Hilfe des Mikroskops und der gleichzeitigen Myographie während des Eingriffs wären wir wohl heute in der Lage zu identifizieren, wenn wir die entsprechenden Einrichtungen und Operationssäle haben würden. Ob sich damit die gewünschten Resultate erzielen lassen oder nicht, muß die Zukunft lehren.

A. HERRMANN, München: Ich glaube, wir brauchen nicht so weit nach innen zu gehen wie Herr WULLSTEIN. Wir klappen nur die äußeren Parotislappen etwas hoch und können damit bequem den Augenast und den Stirnast bekommen. Ich würde vorschlagen, diesen Weg zu gehen.

H. WULLSTEIN, Würzburg: Den Facialis am Felsenbein unter dem Mikroskop freizulegen, ist natürlich nur eine der Möglichkeiten. Aber das Problem ist die Erfassung eines krankhaften Befundes. Ein solcher ist ja wahrscheinlich nicht dort zu finden, wo der Nerv sich aufgeteilt hat, sondern dort, wo er noch einen Stamm bildet. Deshalb bemühen wir uns, ihn intratemporal aufzudecken.

Objektive Sensibilitätsprüfung

Von D. Buck-Gramcko

Eine Beurteilung der wirklich vorhandenen Sensibilität ist immer dann schwierig, wenn ein Patient nicht zur Mitarbeit bereit ist. Die übliche Prüfung des Berührungsgefühles ist aber auf die Angaben des Patienten angewiesen, die bei Begutachtungen gar nicht so selten zweckbetont sein können. Da aber nicht nur für die Begutachtung, sondern auch bei der Untersuchung einer verletzten oder erkrankten Hand und für die Planung von Wiederherstellungsoperationen eine möglichst genaue Prüfung der Gefühlsqualität erforderlich ist, wurde immer wieder nach Methoden gesucht, die nicht nur auf die subjektiven Angaben des Patienten angewiesen sind.

Die auch heute noch bei Neurologen und Physiologen gebräuchliche Untersuchung auf Schmerz, Berührung, Wärme und Kälte ist für die Beurteilung der funktionell wichtigen Sensibilität im handchirurgischen Sinn gänzlich ungenügend. Die Prüfung mit Nadelspitze, Haaren oder Baumwollfäden läßt keine Differenzierung in eine mehr oder weniger nutzlose Antwort oder eine nützliche Funktion der Hand zu. Dazu benötigen wir neue Methoden, die einen qualitativen und möglichst auch quantitativen Rückschluß auf die vorhandene Funktion erlauben.

Erik Moberg in Göteborg gebührt der Verdienst, eine Methode zu einer klinisch brauchbaren Prüfung entwickelt zu haben. Es handelt sich um den *Ninhydrintest*, dessen Objektivität sich auf die Abhängigkeit der Schweißabsonderung von einer über die Nerven geleiteten Steuerung begründet, die nicht dem Willen des Patienten unterworfen ist. Wird eine Fingerkuppe auf ein Stück Papier aufgedrückt, so bleiben feinste Schweißpartikel haften, deren Aminosäuregehalt eine Anfärbbarkeit mit Ninhydrin bedingt. Man erhält hiermit ein genaues Spiegelbild der Schweißdrüsenöffnungen, wozu allerdings bei Personen mit starker Schweißsekretion eine Säuberung mit Wasser und Seife erforderlich ist, während bei Menschen mit trockener Haut die Schweißabsonderung durch heiße Getränke oder warme Handbäder angeregt werden muß. Liegt eine Nervendurchtrennung vor, fehlt zumindest in den ersten Monaten die Schweißsekretion; der Fingerabdruck bleibt leer (Abb. 1). Nach einer Nervennaht kann jedoch die Schweißsekretion wieder aufgenommen werden, ohne daß eine entsprechende Rückbildung des Berührungsgefühles zustande kommt. Es ist also nur der negative Ausfall des Testes zu verwerten, während bei positivem Ausfall nach vorangegangener Nervenschädigung noch eine oder beide der nachfolgend angeführten Methoden geprüft werden muß.

Diese Methoden haben sich in der Handchirurgie ebenfalls als sehr wertvoll erwiesen. Auch wenn sie nicht völlig „objektiv" sind und noch eine gewisse Mitarbeit des Patienten erforderlich ist, so sind sie in der klinischen Untersuchung ohne großen Aufwand schnell durchzuführen. Bei einiger Erfahrung und sorgfältiger Durchführung erlauben sie eine gute Beurteilung der Sensibilität. Es handelt sich einmal um das *Zweipunkte-*

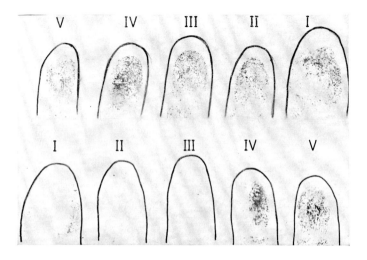

Abb. 1. Ninhydrintest bei Medianuslähmung: Angefärbte Schweißpunkte sind nur im Ausbreitungsgebiet des N. ulnaris sowie am Daumen durch Überlappung des N. radialis vorhanden; oben zum Vergleich die gesunde Hand

unterscheidungsvermögen. Geprüft wird der kleinste Abstand, in dem noch die Berührung mit zwei punktförmigen Gegenständen wahrgenommen und auseinandergehalten werden kann (Abb. 2). Der Test erfolgt bei verbundenen oder geschlossenen Augen des Patienten am besten mit einer zurechtgebogenen Büroklammer; man beginnt mit einem weiteren Abstand, der dann verringert wird. Der Finger soll auf der Unterlage fixiert werden, damit ein Gegendrücken gegen die Klammer ausgeschaltet wird; es soll wirklich nur die Berührung geprüft werden — nicht der Druck! Sieben richtige Antworten unter 10 Proben sind ausreichend. Der normale Abstand beträgt an Daumen und Zeigefinger 3 bis 4 mm, an den anderen Fingerkuppen 4 bis 6 mm, in der Hohlhand 5 bis 8 mm, auf der Fingerstreckseite 6 bis 9 mm und am Handrücken 7 bis 12 mm. Unterschiedliche Hautstruktur (starke Beschwielung) sowie Training haben einen deutlichen Einfluß auf das Ergebnis. Einer der Vorteile dieser Methode ist die Möglichkeit, aus der Weite des gefundenen Abstandes quantitative Rückschlüsse auf die Funktion der Hand ziehen zu können. So erfordert z. B. das Aufziehen einer kleinen Armbanduhr eine Zweipunktdiskrimination von etwa 6 mm auf beiden Seiten der Greifzange (Daumen und Zeigefinger), Nähen mit einer Nadel und das Auf- und Zuknöpfen schmaler Knöpfe etwa 6 bis 8 mm. Eine Schutzsensibilität, also das Wahrnehmen einer gewissen Berührung ohne Kontrolle des Auges, womit unbemerkte Verletzungen vermieden werden können, liegt noch bei etwa 20 mm vor.

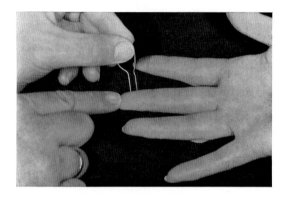

Abb. 2. Prüfung des Zweipunkteunterscheidungsvermögens mit zurechtgebogener Büroklammer, die ohne Druck auf den auf der Unterlage fixierten Finger aufgesetzt wird

Der zweite Test ist die *Aufsammelprobe*, bei der eine bestimmte Anzahl verschiedener kleiner Gegenstände so schnell wie möglich in eine kleine Dose eingesammelt werden müssen. Der Test wird erst mit rechts, dann mit links und schließlich mit verbundenen Augen durchgeführt. Haben die Finger volle taktile Gnosis, so können sie „sehen" und die Gegenstände schnell erkennen und einsammeln. Bei einer Sensibilitätsstörung z. B. im Medianusgebiet werden Ring- und Kleinfinger zum Aufsammeln herangezogen, da an Daumen und Zeigefinger nicht mehr das erforderliche „Fingerspitzengefühl" vorhanden ist (Abb. 3). Man kann mit diesem Test auch leichtere Nervenschädigungen funktionell feststellen und „objektivieren".

Diese drei Untersuchungsmethoden haben sich im klinischen Betrieb bewährt und können ohne großen Aufwand durchgeführt werden. Vergessen werden soll jedoch nicht, daß auch eine starke Beschwielung und ebenso umgekehrt ihr begrenztes völliges Fehlen „objektive" Zeichen sind, aus denen Rückschlüsse auf das Vorliegen normaler Sensibilität gezogen werden können. Ähnliches gilt für trophische Störungen wie Verringerung der Hautfältelung an einem Finger oder das Nagelbettzeichen.

Darüber hinaus gibt es noch feinere Methoden, die hier nur am Rande erwähnt werden sollen, da sie einen größeren technischen Aufwand erfordern. Es sind dies die Messungen der sensiblen Nervenleitungsgeschwindigkeit und die zentrale Registrierung eines peripheren sensiblen Reizes mittels EEG. Diese Methoden erlauben vielleicht sogar eine Differenzierung von

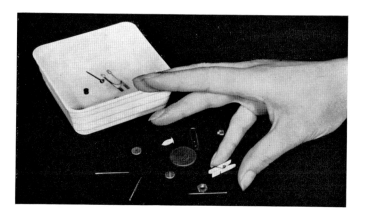

Abb. 3. Aufsammeltest nach MOBERG: Bei Medianuslähmung wird dabei der mit normaler Sensibilität (N. ulnaris) versehene Kleinfinger benutzt

sensiblen und motorischen Fasern im Querschnitt eines durchtrennten Nerven mit dem Ziel einer exakten Orientierung bei der Naht, d. h. daß wirklich das periphere motorische Faserbündel auch an ein zentrales motorisches und nicht an ein sensibles Bündel genäht wird, wodurch die hohe Zahl der Mißerfolge von Nervennähten sicherlich z. T. bedingt ist.

Zusammenfassung

Der Ninhydrintest stellt eine der Möglichkeiten dar, eine objektive Aussage über das Berührungsgefühl zu erhalten, während der Untersucher bei den üblichen Proben auf die subjektiven Angaben des Patienten angewiesen ist. Für die klinische Untersuchung haben sich zwei weitere, leicht durchzuführende Proben bewährt; der Aufsammeltest und die Prüfung des Zweipunktunterscheidungsvermögens. Durchführung und Grenzen der drei Untersuchungsmethoden werden beschrieben und ein Hinweis auf weitere, technisch aber kompliziertere Verfahren gegeben.

Summary

The examination of sensation in the usual manner is disadvantageous, as it can be judged only by the subjective statements of the patient and is therefore often imperfect. An objective statement however can be acieved by the ninhydrin test. It is based on the colouring of the beads of perspiration which remains on the paper after a finger-print. The perspiration is linked to the nerves. A transection of the nerves leads in the beginning to a loss of perspiration. Later on however a certain perspiration can return over the sympathetic nerves, even if the peripheral nerve shows no regeneration. Proof is therefore only the negative result of the test.

Two further special methods for examination of the sensibility of the hand have been clinical successful, even though they need some collaboration of the patient. These are the two-point-discrimination and the picking-up test.

Further objective examination methods of the nerves are bound to complicated and expensive instruments and therefore not practicable in an average clinic.

Dr. D. BUCK-GRAMCKO
Berufsgen. Unfallkrankenhaus,
Handchirurg. Abteilung
2050 Hamburg 80
Bergedorfer Straße 10

Aussprache

Leiter: Herr JANTSCH hat sich mit der EEG-Computeranalyse befaßt, um zu einer objektiven Registrierung der Reizantwort auf periphere elektrische Stimuli zu kommen, die erlauben soll, auch bei Tieren, bei Bewußlosen und bei Kindern die Sensibilität objektiv zu prüfen.

H. JANTSCH, Wien: Für die Erfolgsbeurteilung rekonstruierender Eingriffe am peripheren Nerven wird für den Kliniker in erster Linie maßgebend sein müssen, in welchem Ausmaß die *Wahrnehmung* wiedergekehrt ist. Diese aber ist ihrem Wesen nach komplex und setzt sich aus verschiedenen Sinnesqualitäten zusammen.

In unserer Abteilung sind Versuche im Gange, die durch die tastende Hand vermittelte Wahrnehmung daran zu testen, daß der Pat. mit verbundenen Augen einfache Zeichen, die in Blindenschrift auf Metallfolien gedruckt sind, erkennen und beschreiben kann (Dr. KOLTAI). Diese und ähnliche Teste sind mit einem subjektiven Moment belastet und an die Kooperation des Pat. gebunden. Die elektrischen Reizteste zeichnen sich durch einen höheren Grad an Objektivität aus, haben aber den Nachteil, daß hier nicht mehr spezifische Sinnesenergien (J. MÜLLER) zur Anwendung kommen, sondern eine unspezifische Reizung.

Wir können unterscheiden:

1. Reizung durch einzelne Stimuli, deren Intensität gerade überschwellig ist. Nach SCHEID ist die obere Normalgrenze der Rheobase mit 3 mA anzunehmen, die der Chronaxie mit 0,7 msec.

2. Bestimmung der Nervenlaufzeit (Elektroneurographie), wobei sehr kurze und starke Reize an die zu testenden Hautareale abgegeben werden und jene Zeit gesucht wird, nach der im versorgenden Nerv das ausgelöste Aktionspotential

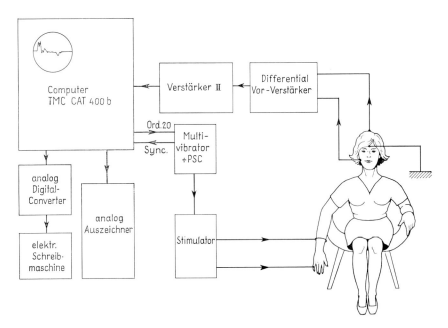

Abb. 1. Blockdiagramm einer Anlage zur objektiven Registrierung der Reizantwort auf periphere elektrische Stimuli mittels EEG-Computer-Analyse

sichtbar wird. Aus Laufzeit und Entfernung zwischen Reizpunkt und Abnahmepunkt kann die Nervenleitgeschwindigkeit errechnet werden. Norm: ca. 50 msec.

3. Gemeinsam mit GESTRING [Wien. klin. Wschr. **81**, 83—86 (1969)] konnte ich zeigen, daß auch das Prinzip der Computer-EEG-Audiometrie in Hinblick auf periphere Sensibilitätsprüfung abgewandelt werden kann. Es werden in rhythmischer Folge kurze elektrische Reize auf die testenden Hautareale appliziert und die ausgelösten Potentiale des EEG einem synchronisierten Online-Computer zugeführt, nachdem sie verstärkt und in digitale Meßwerte umgesetzt wurden. Man erhält charakteristische Potentialschwankungen im EEG, wobei allerdings die primäre Antwort nicht deutlich wird, wohl aber spätere Wellen. Die Auswertung erfolgt nach der Schwellenintensität des Reizes und nach der Zeit, in der die Hauptwelle in Erscheinung tritt.

18 Aussprache

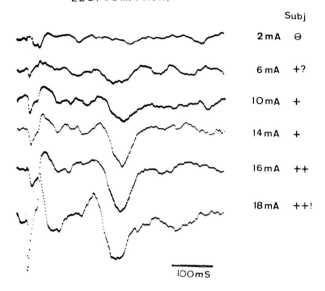

Abb. 2. Stimulation im Gebiet des N. ulnaris. Es wurden jeweils 25 reizsynchrone EEG-Mittlungen durchgeführt. Gesunde Versuchsperson. Bei 2 mA und bei 6 mA (oberste und zweite Kurve) erfolgte keine deutliche Reizwahrnehmung. Bei 10 und 14 mA wurde der Reiz deutlich wahrgenommen. Im EEG tritt eine „Hauptwelle" (150 bis 350 msec nach dem Reiz) deutlich hervor. Bei noch stärkeren Reizen kommt es zu einer Augmentierung dieser Hauptwelle

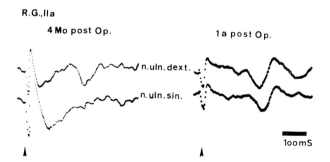

Abb. 3. Links: Ulnarislähmung 4 Monate nach Transplantation. Im EEG (untere Kurve) noch keine eindeutige Antwort. Rechts: Discusprolaps L 4 links, Reizung im Versorgungsgebiet der Wurzel (untere Kurve) ergibt gegenüber rechts eine verzögerte Antwort

4. Den elektrischen Methoden zuzurechnen ist schließlich noch die Messung des Hautwiderstandes und die Abschätzung der Hautkapazität. Hier handelt es sich allerdings nicht um eine direkte Sensibilitätsprüfung, sondern um die trophische Innervation der Haut und um die Schweißsekretion, die nur indirekte Schlüsse erlaubt.

A. STRUPPLER, München: Ist die gemittelte Hauptwelle nur im EEG zu sehen oder auch in der Skeletmuskulatur? Mein Mitarbeiter MEIER-LIPPERT hat ähnliche Befunde auf dem EEG-Kongress vorgetragen, und er hat die Antwort mit etwa der gleichen Latenz in der Skeletmuskulatur nach dem Reiz eines peripheren Nerven registriert. Er ist gerade dabei zu klären, wieweit dies eine somatotrope Antwort ist. Es würde mich interessieren, ob Sie auch aus der Skeletmuskulatur abgeleitet haben.

H. JANTSCH, Wien: Leider nein. Aber ich bedanke mich für diese Anregung. Wir werden ihr sofort nachgehen. Wir rätseln nach wie vor herum, was diese späte Welle eigentlich bedeutet. Es wäre durchaus möglich, daß wir damit einen Zipfel in die Hand bekommen.

A. STRUPPLER, München: Anscheinend wird die aberrante Impulswelle über den Hirnstamm geleitet, mit längerer Latenz vom Hirnstamm nach unten und einer kürzeren Latenz nach oben.

R. WITTMOSER, Düsseldorf: Zu den Bemühungen um Objektivierung der Sensibilitätsprüfung möchte ich nur erwähnen, daß der Ninhydrintest von MOBERG eigentlich die Sensibilität indirekt beurteilt, indem er die Funktion des Sympathicus in bezug auf die Schweißdrüsen darstellt. Das ist sicher sehr nützlich, hat aber auch einen Nachteil, wenn z. B. in großen Kliniken gerade niemand so recht eingearbeitet ist. Uns hat jedenfalls die Methode des Ninhydrintestes Schwierigkeiten gemacht, weil der Mann, der das übernommen hat, nach einem halben Jahr wieder weg war und dann niemand die Bilder in der Hand hatte.

Wir haben die Tendenz, die Sympathicusfunktion auch auf größeren Flächen darzustellen. Wir haben uns deshalb eine wasserfreie Jod-Öl-Stärke-Schüttelmixtur gemacht, die man einfach mit einem Pinsel aufträgt. Die Probe hat sich auch für den Bereich der Hand als überraschend einfach erwiesen, weil nach wenigen Minuten jeder Schweißpunkt blau auf hellbraun zu sehen ist. Man kann mit Trinken und schweißtreibenden Mitteln nachhelfen, muß es aber gar nicht, weil es so schnell geht. Der einzige Nachteil ist der, daß die Objektivierung etwas schwieriger ist. Man muß das Ergebnis mit einer Standardphotoeinrichtung festhalten. Der Vorteil ist, daß man das Resultat sofort am Krankenbett, in wenigen Minuten, sieht. Der Ninhydrintest hat natürlich den großen Vorteil, daß die Skizze im Krankenblatt liegt. Ich weiß nicht, ob wir das mit dem Jod-Öltest erreichen.

Für die Elektrodiagnostik haben wir ebenfalls die Sympathicusaktivität im Bereich der Haut abgeleitet. Eine Objektivierung ist durch das Sympathicogalvanogramm (SGG) gegeben, wobei die spontane elektrische Hautaktivität dorsovolar abgeleitet wird. Das Auftreten der typischen Aktivitätsmuster sowie die reflektorische Antwort auf akustische oder sonstige Reize (psychogalvanischer Reflex-PGR) dürfte für das Bestehen einer sympathischen Innervation beweisend sein.

Wir haben nun kürzlich beobachtet, daß außer dem PGR, der nach einer Latenz von ca. 100 msec auftritt, nach Schmerzreizen (Nadelstiche) eine andere typische Antwort bereits nach 100 msec auftritt, und zwar auch nach Unterbrechung der sympathischen Leitung. Für diesen dologalvanischen Hautreflex muß daher eine somatische Nervenleitung angenommen werden. Die Auslösbarkeit dieses Reflexes würde daher das Bestehen von Schmerzempfindungen im Bereich der geprüften Hautstelle objektivieren. Der Schmerzreiz wird am einfachsten mit einer Nadel ausgeübt. Die Registrierung erfolgt mittels eines EKG-Gerätes mit einer kleinen SGG-Zusatzeinheit.

Herr STRUPPLER müßte am besten wissen, ob dieses Phänomen bekannt ist. Ich könnte mir vorstellen, daß es dazu dienen könnte, eine einigermaßen exakte Objektivierung, jedenfalls der Schmerzempfindung, zu bieten.

Leiter: Herr STRUPPLER, Sie sind direkt angesprochen worden.

A. STRUPPLER, München: Herr WITTMOSER, wenn ich Sie recht verstanden habe, war diese Aktivität, die praktisch synchron mit Schmerzimpulsen auftritt, peripher, aber in der Nähe der Reizstelle zu finden.

Ich glaube, daß es sich hierbei um einen Fremdreflex handelt, etwa um das, was in den 50er Jahren AQUART beschrieben hat, daß nämlich unter stimulierten Hautgebieten eine motorische Antwort auftritt, die sich nicht an eine bestimmte reziproke Innervation hält. Ich glaube, daß es sich um eine fremdreflektorische nosizitive Antwort in diesem Gebiet handelt. Dafür würde auch die Latenz sprechen. Man müßte jetzt noch das Elektromyogramm aus der Extremitätsmuskulatur ableiten und die Latenzen genau messen. Das würde auch erklären, daß dabei die Sympathicusbeeinflussung, Resektion und Blockade keine Rolle spielen und unter Umständen diese somatische Antwort sogar, wie Sie schildern, verstärken könnte.

R. WITTMOSER, Düsseldorf: Wir müssen das nachprüfen. Das Problem ist uns relativ neu.

S. TEICH-ALASIA, Turin: Ich möchte nur fragen, ob Sie auch Erfahrungen bei den Hauttransplantationen haben. Wir haben viele Jahre hindurch Versuche angestellt, um die Rückkehr der Sensibilität in Hauttransplantaten zu prüfen. Haben Sie Ihre Methoden der Sensibilitätsprüfung auch für Hauttransplantate benützt?

D. BUCK-GRAMCKO, Hamburg: Die drei von mir genannten Untersuchungsmethoden haben wir auch vor einigen Jahren bei Hauttransplantaten an den Fingern angewendet. Wir haben bei gestielten Lappen, z. B. beim Cross-Fingerlappen sehr häufig eine feinere Sensibilität nicht nachweisen können. Bei freien Hauttransplantaten ist für die Sensibilität die Unterlage entscheidend. Handelte es sich um einen Hautverlust, bei dem das Subcutangewebe und die darin befindlichen Nerven erhalten waren, dann ergaben sich bei den freien Transplantaten relativ gute Werte der Sensibilität. Dagegen war bei tiefen Defekten die Sensibilität der Hauttransplantate nicht sehr günstig. Wir haben in letzter Zeit die Untersuchung nicht fortgesetzt und haben vor allem die feineren Untersuchungen, über die Herr JANTSCH gesprochen hat, an Hauttransplantaten nicht durchgeführt.

Leiter: Wir müssen dieses Thema abschließen. Herr BUCK-GRAMCKO verzichtet auf ein Schlußwort. Ich möchte nur sagen, daß wir durch diese Referate und durch die Diskussion sehr wertvolle Anregungen erhalten haben, die sich, wie ich hoffe, in Zukunft auch für die Plastische Chirurgie als fruchtbringend erweisen werden.

Unser nächstes Thema heißt Thermographie. Herr PATTERSON aus Oxford ist leider aus familiären Gründen verhindert, heute nach München zu kommen. Er hat mich gebeten, sein Manuskript zu verlesen.

Thermographie zur Prüfung der Vitalität von Hautlappen

Von T. J. S. Patterson

Die menschliche sowie die tierische Haut gibt unabhängig von der Pigmentation Infrarotstrahlen im wesentlichen ohne Rückstrahlung ab. Die Menge der abgegebenen Strahlung hängt ab von der Vascularisierung. Die Thermographie ist die Messung und Aufzeichnung der Infrarotstrahlung. Durch eine geeignete Thermographieapparatur kann das Wärmemuster der Haut aufgezeichnet werden. Diese Aufzeichnung ist eine Addition der Wärmeabstrahlung der Hautgefäße und der Wärmestrahlung der darunterliegenden Gewebe. Die Meßergebnisse können zum Studium pathologischer Veränderungen unter der Haut, etwa der Tumoren, der Arthritis und der cerebralen Zirkulation benützt werden.

Die Thermographieapparate sind hauptsächlich zur Untersuchung der Brust, im Hinblick auf die Frühdiagnose des Krebses, im Gebrauch. Nur wenige Untersuchungen haben sich mit der Haut selbst beschäftigt, aber es hat den Anschein, daß die Thermographie eine brauchbare Technik zum Studium der Lebensfähigkeit von Hautlappen ist.

Wir haben einen Versuch mit der Standardapparatur, wie sie für die Mamma benützt wird, gemacht, aber diese Apparatur war nicht genau genug, da sie auf 6 m arbeitet. Seit kurzem steht uns ein Nahaufnahmegerät zur Verfügung, das im $1/2$ m-Abstand ein relativ kleines Zielgebiet abtastet. Wir waren daher der Meinung, daß wir dieses Gerät zunächst beim Schwein als Versuchstier ausprobieren sollten.

In der Abteilung für Plastische Chirurgie in Oxford haben wir seit einigen Jahren die Blutversorgung der Haut beim Schwein in Beziehung zur Vitalität der Hautlappen studiert. Wir fanden, daß das Schwein ein besseres Modell für den Menschen darstellt als irgend ein anderes Laboratoriumstier; im besonderen ist die segmentale Anordnung der Gefäße beim Schwein am Stamm dem Menschen sehr ähnlich, da in dieser Region in der klinischen Praxis viele Lappen gebildet werden.

Man kann nun zeigen, daß die Vitalität der Stiellappen von der Erhaltung dieser segmentalen Gefäße abhängig ist.

Abb. 1 zeigt einen Hautlappen, der von der Flanke eines Schweines abgehoben ist, mit einer Reihe von segmentalen, die Rectusscheide perforierenden Gefäßen. Jedes Gefäßbündel besteht aus einer zentralen Arterie und zwei Begleitvenen. Das Problem war, dieses Gefäßbündel durch die intakte Haut hindurch zu identifizieren; hierfür wurde das Nahaufnahmegerät der Firma Aga Signals Limited benützt.

Die Tiere wurden in Allgemeinbetäubung von einem Physiker untersucht, der keine Vorkenntnisse der Gefäßanatomie hatte.

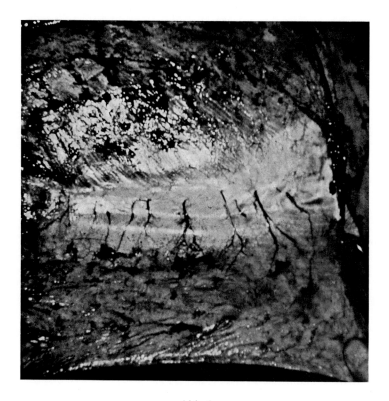

Abb. 1

Abb. 2. Links: Das auf diese Weise erhaltene Muster zeigt die heißen Punkte als helle Areale. Rechts: In einer mehr ventralen Aufnahme repräsentiert sich der Nabel als ein breiter, „heißer Fleck".

Abb. 3. Der Physiker markiert eine Reihe „heißer Flecken" an der Haut der Flanke. Der Chirurg markiert jeden dieser Punkte mit Zeichentinte mit Hilfe einer feinen Injektionsnadel, mit der der Farbstoff bis zur tiefen Fascie eingebracht wird.

Hierauf wird der Hautlappen einschließlich dieses ganzen markierten Areals abgehoben und wird ventral abgelöst, bis die pigmentierten Punkte an der tiefen Fascie identifiziert werden können. Die topographischen Beziehungen dieser thermographischen, markierten Punkte zu den Gefäßen wird studiert.

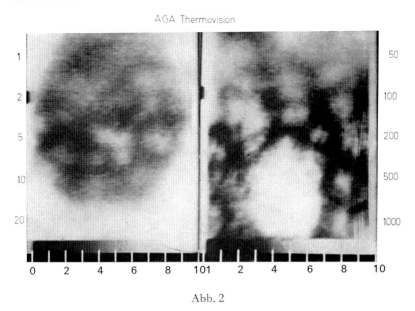

Abb. 2

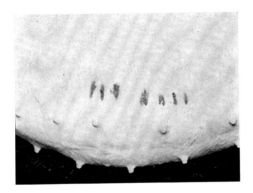

Abb. 3

Abb. 4. Es zeigt sich eine gute Übereinstimmung zwischen diesen thermographisch festgelegten Marken an der Haut und der Position der Gefäße an der tiefen Fascie. Drei Farbpunkte sind in der Nachbarschaft der Gefäßbündel zu erkennen.

Es hat den Anschein, daß diese thermographische Technik erlaubt, den Austritt schmaler Gefäße aus der tiefen Fascie durch die intakte Haut hindurch zu lokalisieren. Es handelt sich bei dieser Demonstration um eine vorläufige Mitteilung, weitere Experimente sind notwendig sowie eine Ausdehnung dieser Untersuchungen auch auf den Menschen.

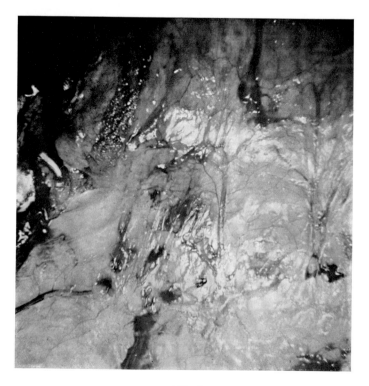

Abb. 4

In der klinischen Praxis ist es oft nicht möglich, einen Hautlappen an einem großen, benannten Gefäß zu stielen. In der Regel hängt man am Rumpf von zahlreichen kleinen Gefäßbündeln ab.

Wenn diese Experimente am Schwein am Menschen bestätigt werden können, dann würde dies dem Chirurgen erlauben, potentielle Entnahmeareale für Hautlappen am Operationstisch abzugrenzen, die beste Entnahmestelle für einen Stiellappen zu finden und einen Hautlappen so zu planen, daß er die größte Zahl von Gefäßbündeln enthält und auf diese Weise eine maximale Vitalität besitzt.

Summary

The integrity of the segmental vessels is the main factor for the survival of skin flaps. If it woulds be possible to identify these vessels before the operation, then a skin flap could be planned that way, that its pedicle contains a maximum of vessels which guarentee a survival.

With a Aga modell II close-up camera (Aga Signals Ltd) a series of tests to show the „hot spots" of a pig (the points where the segmental vascular fascicles enter into the skin) was carried out with emission of infra-red. Each of the points was marked with marking-ink, so that by lifting the skin flap the vessels could be identified. Hereby the superficial vascular pattern can be compared with the vascular pattern of the fascia. A close correlation was discovered.

T. J. S. PATTERSON
Hazelwood, Kidlington
Oxford, England

Aussprache

Leiter: Zu diesem Referat hat sich Herr TEICH-ALASIA aus Turin, gemeldet.

S. TEICH-ALASIA, Turin: Da in der Plastischen Chirurgie die gestielten Hautlappen ein häufiges und sehr wichtiges Verfahren darstellen, ist das Studium der Vitalität der Hautlappen durch Beobachtung der Blutzirkulation für den Chirurgen ein sehr wesentliches Problem. Als MLADICK [Plast. reconstr. Surg. **38**, 512 (1966)] mit der Thermographie zur Feststellung von Zirkulationsstörungen in verbrannten Hautflächen ebenso brauchbare Resultate erzielte wie TEMPEST [Ann. Chir. plast. **3**, 119 (1958)] und LEWIS (1960) mit Disulphin-Blau, haben wir die Thermographie zum Studium der Durchblutung an gestielten Hautlappen angewendet. Es handelt sich im Prinzip um eine Wiederaufnahme der Methode von BARSKY [Plast. reconstr. Surg. **28**, 619 (1951)], d. h., eines Verfahrens der Hauttemperaturmessung, mit dem Unterschied, daß man das Resultat photographisch festhalten kann.

Es ist allgemein bekannt, daß die Temperatur in einem Hautlappen von der Leistungsfähigkeit seiner Blutversorgung abhängt. Daher werden auf einem Hautlappen während seiner Transplantationsphasen verschiedene Temperaturen gemessen, die jeweils dem Stadium der Blutzirkulation entsprechen. Selbstverständlich kann das Resultat, z. B. bei einem Entzündungsvorgang oder einer Venenstauung, gefälscht erscheinen, aber bei richtiger Deutung kann der wirkliche Zustand des Blutkreislaufes des untersuchten Lappens annähernd festgestellt werden. In diesem Fall (Abb. 1) haben wir einen „Cross-leg-flap" vom rechten Bein in die Gegend des äußeren Knöchels am linken Bein überpflanzt. Zwei Monate nach der Durchtrennung des Lappenstiels hatten wir ein weiches, elastisches, und der umgebenden Haut sehr ähnliches Transplantat vor uns. Tatsächlich zeigte die Thermographie keinen Temperaturunterschied zwischen dem Transplantat und der Haut des Empfängerbeines an.

Bei einem weiteren Fall haben wir die letzten vier Finger und einen Teil des Handrückens mit einem fettfreien abdominalen Stiellappen bedeckt (Abb. 2). Zwei Monate nach der Abtrennung des Lappens von der Bauchdecke erschien

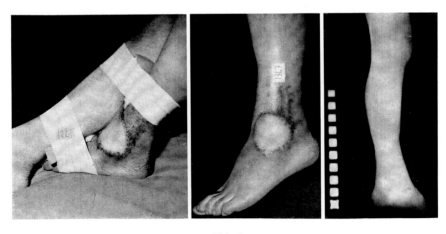

Abb. 1

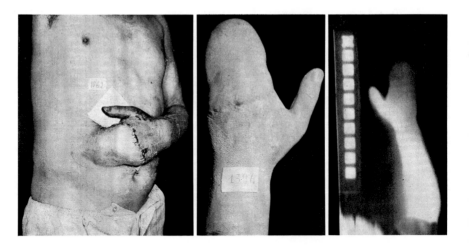

Abb. 2

das Transplantat noch mit den Anzeichen einer leichten Venenstauung ödematös. Die Thermographie ergab an der entsprechenden Stelle eine dunklere Zone. Dies bedeutet, daß die Haut an dieser Stelle weniger durchblutet war als am Daumen und am Rest des Handrückens. Bei diesem Beispiel kann man auch sehen, daß die

Blutversorgung im proximalen Teil des Lappens beginnt, was sich in solchen Fällen immer beobachten läßt.

In einem weiteren Fall haben wir auf einen Beinamputationsstumpf einen großen abdominalen gestielten Lappen über das Handgelenk als Zwischenstation verpflanzt. Wenige Tage nach der Einpflanzung des Lappens an den Stumpf konnten wir beobachten, daß der ganze Lappen kalt blieb, und daß sich ein Ödem als Ausdruck einer deutlichen Venenstauung gebildet hatte. An Hand der Thermographie konnten wir sehen (Abb. 3), daß sich die Zirkulationsschwierigkeiten des Rundstiellapens als dunkle Zone, im Gegensatz zur Haut der Hand und des Amputationsstumpfes, abgrenzen.

Wir sind überzeugt, daß die Thermographie für den Chirurgen eine gewisse Hilfe zur Kontrolle der Blutzirkulation bei gestielten Hautlappen darstellt, insbesonders da die Überprüfung häufig und ohne jede Gefahr wiederholt werden

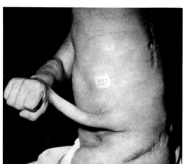 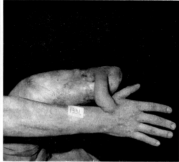 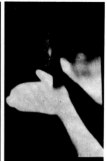

Abb. 3

kann. Dies ist ein großer Vorteil, den verschiedene andere Methoden leider nicht aufweisen.

Von den verschiedenen anderen Methoden, die es ermöglichen, die Blutversorgung in den Hautlappen zu untersuchen, haben wir schon vor 9 Jahren das Disulphin-Blau gewählt und verwenden es heute noch mit gutem Erfolg.

Wie Herr MILLESI schon erwähnte, hat das Disulphin-Blau, wenn es i.v. eingespritzt wird, die Eigenschaft, in wenigen, etwa in 3 bis 4 min, die normal durchblutete Haut blaugrün zu verfärben. Wenn der Farbstoff in eine Arterie eingespritzt wird, ergibt sich eine sofortige, massive Verfärbung in der von der Arterie durchbluteten Zone.

Um die Blutzirkulation im gestielten, teilweise schon überpflanzten Hautlappen kontrollieren zu können, spritzten wir in die regionale Arterie der Implantationsstelle 3 bis 4 ml Disulphin-Blau ein. Die ganze von dieser Arterie durchblutete Zone und auch derjenige Teil des Stiellappens, der schon von dieser Arterie versorgt wird, verfärbt sich sofort blau (es folgen einige Beispiele).

Der Disulphin-Blautest erlaubt uns auch, die Zustände des venösen Blutabflusses zu beurteilen. In Hautlappen mit guter arterieller und venöser Zirkulation ist die Verfärbung, wie im gesamten Körper, schon nach etwa 24 h kaum mehr zu sehen, hingegen bei solchen mit ungenügendem venösen Abfluß kann eine intensive Verfärbung zwei bis drei Tage anhalten.

Leiter: Ich möchte gleich eine Frage an Sie stellen: Leistet Ihrer Meinung nach und auf Grund Ihrer persönlichen Erfahrungen die Thermographie mehr, gleich viel oder weniger, wie die klinischen Kriterien: der capillare Rückstrom, die Stauung, das Ödem oder die Entzündung?

S. TEICH-ALASIA, Turin: Da die Apparatur, wie ich gesagt habe, sehr teuer ist, und meist nur leihweise zur Verfügung steht, hat heute damit niemand genügend Erfahrungen in der Plastischen Chirurgie. Ich glaube jedoch, daß bei genügend großer Erfahrung die Thermographie den klinischen Kriterien gleichkommt, und für den weniger Erfahrenen eine Hilfe für die Beurteilung sein könnte, wann etwa das Optimum für die Durchtrennung eines Stiellappens gegeben ist. Ich würde der Thermographie heute eine mehr akademische, in vielleicht nicht so ferner Zukunft auch eine klinische Bedeutung, zumessen, und würde die Anschaffung des Apparates in meiner Abteilung durchaus begrüßen. Aber bei unserer Krankenhausverwaltung ist es nicht leicht, einen so teuren Apparat zu kaufen. Als wir die Apparatur geliehen bekamen, kostete sie ca. 200000,— DM. Man kann schwerlich von einem Krankenhaus eine so große Summe für einen experimentell-diagnostischen Apparat verlangen.

S. ZEHM, Würzburg: Ich möchte auf die Möglichkeit der Verwendung von Thermoelementen zur Durchblutungsmessung hinweisen. HENSEL, der Physiologe in Marburg, hat eine Zusammenstellung unter der Bezeichnung Fluvograph angegeben. Es ist möglich, mit Hilfe von derartigen Thermoelementen bei verlagerten Transpositionslappen, wie wir sie im Bereiche des Halses zur Rekonstruktion verwenden, Durchblutungsänderungen zu erfassen.

Ich muß allerdings sagen, daß man dabei ein durchblutungssteigerndes Mittel verabreichen muß, weil das Thermoelement nicht die Ruhedurchblutung, sondern nur Durchblutungsänderungen erfaßt.

Leiter: Zur Messung der Durchblutung gehört auch die Plethysmographie. Ich bitte deshalb die Herren IOANNOVICH und BAUER um ihren Beitrag.

I. IOANNOVICH und M. BAUER, Innsbruck: Die von PATTERSON und TEICH-ALASIA aufgezeigten Möglichkeiten mit der Thermographie zeigen neue Wege für Planung und Durchführung plastisch-chirurgischer Eingriffe. Wenn man aber über die Möglichkeiten der Diagnostik der cutanen Durchblutung spricht, so sollte man auch an die Venenverschlußplethysmographie (VVP) denken, da sie nicht allein eine qualitative, wie die Thermographie, sondern auch eine quantitative Messung zuläßt, was in der Handchirurgie, unter Umständen auch bei Stiellappen, von Bedeutung sein kann.

Bei der Venenverschlußplethysmographie am Finger wird durch eine Staumanschette, welche proximal vom Plethysmographen zu liegen kommt, das abführende Venensystem komprimiert und während 7 sec, in denen der arterielle Einstrom konstant bleibt, die Volumenzunahme des entsprechenden distalen Fingerabschnittes registriert. Wir lehnen uns an die von GOETZ angegebene Methode an, wobei wir jedoch zur Vereinfachung der Registrierung ein eigenes photooptisches System entwickelt haben.

Die Normalkurve (Abb. 1) steigt sofort während der ersten 3 bis 4 Pulsschläge linear an, flacht sich entsprechend dem Füllungszustand ab, bis sie parallel zur Nullinie verläuft, und fällt dann nach Beendigung der Stauung auf diese zurück.

An die Fußpunkte des aufsteigenden Schenkels wird die Tangente angelegt und durch Berechnung des Tangens kann das Einströmvolumen in ml/100 cm^3

Gewebe/min angegeben werden. Durch diese Kurve mit aufgezeichnet werden der Puls der Aa. digitales sowie die Atmung.

Die Messungen wurden stets bei 15 und 32 °C durchgeführt, woraus sich ein Quotient ermitteln ließ, welcher bei Normalpersonen zwischen 1,19 und 1,55

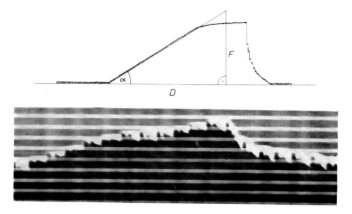

Abb. 1. Oben: Die Normalkurve im Schema, wobei die zur Berechnung des Durchströmungsvolumens notwendigen Hilfswerte Tg, D, F, eingezeichnet sind.
Unten: Eine Normalkurve im Original, 5fache Vergrößerung

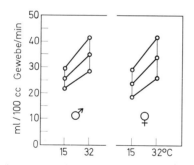

Abb. 2. Zeigt die Meßergebnisse bei insgesamt 24 Normalpersonen mit deren Mittelwert, Streuung und Quotient

Mittelwerte und Streuung (x)

	15 °C	32 °C	Quotient
♂	25,75 ± 3,91 (21,84 − 29,66)	35,14 ± 6,38 (28,76 − 41,52)	1,37 ± 0,18 (1,19 − 1,55)
♀	23,90 ± 5,24 (18,66 − 29,14)	33,83 ± 7,95 (25,88 − 41,78)	1,38 ± 0,15) (1,23 − 1,53)

liegt (Abb. 2). Die Temperaturen wurden so gewählt, daß es zu maximaler Vasoconstriction bzw. Vasodilatation kommt, ohne daß ein Gegenregulationsmechanismus einsetzt.

Die von uns angegebene Methode kann nunmehr auch für die klinische Routineuntersuchung herangezogen werden, da 1. absolute Durchblutungswerte ermittelt werden können, 2. die Messungen bei verschieden hoher Temperatur durchgeführt werden und diese Meßwerte zur Differentialdiagnose beitragen, und 3. die Registrierung sehr vereinfacht wurde.

In Ergänzung zur Thermographie können mit der Venenverschlußplethysmographie Angioneuropathien, also die Gefäßspasmen, von den Angioorganopathien differenziert werden. Bei Untersuchungen an Pat. mit Dupuytrenscher Kontraktur konnten wir zumeist einen Begleitspasmus der Fingerarterien beobachten.

Abb. 3 zeigt die Meßkurven der Venenverschlußplethysmographie am Finger bei einem Pat. mit Dupuytrenscher Kontraktur, bei 15 °C und bei 32 °C aufgenommen. Die Werte sind bei 15 °C deutlich erniedrigt, während bei 32 °C eine Normalisierung der Durchblutung eingetreten ist, was für den Gefäßspasmus charakteristisch ist.

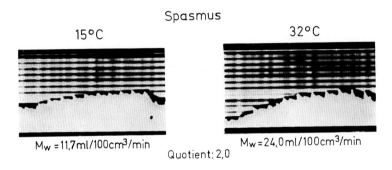

Abb. 3. Originalmeßkurven eines Dupuytrenpat., gemessen bei 15° und 32 °C

Anknüpfend an die Vorstellungen von LUND (1941), PALETTA (1954), LARSEN (1958) und DAVIS (1965) könnte die quantitative Bestimmung der Fingerdurchblutung in der Differentialdiagnose von Durchblutungsstörungen mit Hilfe der Venenverschlußplethysmographie möglicherweise auch einen Beitrag zur Klärung der Pathogenese der Dupuytrenschen Kontraktur leisten sowie bei bestimmten Erkrankungen der Hand darüber hinaus zu therapeutischen Schritten führen.

Literatur

DAVIS, J. E.: Plast. reconstr. Surg. **36**, 277 (1965).
GOETZ, R. H.: Pflügers Arch. ges. Physiol. **235**, 272 (1934).
GRAF, K.: Acta physiol. scand. **60**, 120 (1964).
LARSEN, R. D.: J. Bone Jt Surg. **40-A**, 733 (1958).
LUND, H.: Acta psych. scand. **16**, 465 (1941).
PALETTA, G.: J. Allg. Physiol. **10**, 455 (1956).

A. BERGER, Wien: An der Station für Plastische und Wiederherstellungschirurgie an der I. Chirurg. Univ.-Klinik in Wien konnten wir, in Zusammenarbeit mit der Röntgenstation der I. Med. Klinik in Wien, die Möglichkeit der Thermographie zur Beurteilung der Durchblutung von Hautlappen durch eine Darstellung der Isothermen und Beobachtung dieser Linien in der Zeiteinheit weiter ausschöpfen. Wir haben dadurch ein dynamisches Bild des Lappens gewonnen. Jede Änderung der Wärmeabstrahlung wird sofort sichtbar, z. B. die durch die Pulswelle innerhalb des Lappens bedingte Erwärmung. Man kann daher jede Veränderung der Zirkulation registrieren und zeitlich unbegrenzt verfolgen. Unter Verwendung einer Beaufort-Infrarotkamera, mit deren Hilfe man auf 0,25 m an das zu untersuchende Objekt herangehen kann, war es möglich, diesen Wärmeablauf aufzuzeichnen.

Im Experiment zeigte sich unmittelbar nach der Bildung des im Verhältnis 1:2 gestielten Lappens am Lappenende ein geringer Gefäßspasmus, der sich nach 20 bis 30 min wieder gelöst hatte. Wir haben bei überlangen Lappen gleich unmittelbar 5 min nach Bildung des Lappens die Demarkationslinie deutlich darstellen können. An dieser Demarkationslinie, die immer wieder zu bemerken war, sah man die Isothermen ungefähr synchron der Pulswelle ablaufen und später die Nekrose des Lappens auftreten.

R. WITTMOSER, Düsseldorf: Wir haben ebenfalls den Infrarot-Scan nach dem Acker-System zur Diagnose der Durchblutung im Bereiche der Extremitäten, insbesondere im Hinblick auf Durchblutungsstörungen und Eingriffe am sympathischen System verwendet. Die Isothermendarstellung mit dem Colo-Scan gibt dabei schöne und eindrucksvolle und auch einigermaßen quantitative Messungen. Die Methode ist aufwendig.

Ich möchte zur Nomenklatur sagen: Man sollte nicht schlicht von Thermographie sprechen. Hier wurde über die Infrarotthermographie gesprochen. Wir verwenden seit Jahren ein System der Elektrothermographie mit Thermoelementen, — ebenfalls zur Objektivierung der Durchblutung — vor allem im Bereich der Hände. Wir legen dazu kleine Klammerthermoelemente distal an die Finger, auch an Punkte der Hand an, und lassen kontinuierlich unter Kältbelastung das Elektrothermogramm (ETG) ablaufen. Das ist eine Standardmethode. An den zu untersuchenden Hautstellen, möglichst beiderseits symmetrisch, werden Thermoelemente, in Form von selbsthaltenden Klammern, angelegt. Die Kontinuierliche Registrierung erfolgt über einen zweikanaligen Thermographen mit automatischer Temperaturkompensation (Firma Hartmann & Braun, Frankfurt), so daß für die Routine keinerlei Eichvorgänge notwendig sind. Nach Registrierung in Raumluft (bis 22°) werden die Hände mit den angelegten Elektroden in ein Wasserbad von 12° (10 min lang) (Abkühlphase) gebracht. Dann wird die Wiedererwärmung in Raumluft beobachtet (Erwärmungsphase im allgemeinen 20 min lang). Verschiedene Typen von Durchblutungsstörungen ergeben charakteristische Kurven. Diese Belastungselektrothermographie (ETG) stellt ein Routineverfahren dar, das im Gegensatz zur Infrarotthermographie einen relativ geringen Aufwand erfordert.

Über den Wert der Lymphographie im Rahmen kombinierter angiographischer Abklärung (Arteriographie — Phlebographie — Lymphographie)

Von U. Brunner

Die Indikation zur radiologischen Darstellung des Lymphgefäßsystems im Rahmen einer kombinierten angiographischen Abklärung wird durch die Aussagekraft und die Gefahren der direkten Lymphographie bestimmt. Die indirekte Lymphographie durch subcutane Injektion von Kontrastmittel liefert beim Menschen keine verwertbaren Resultate. Grundsätzlich ist die direkte Lymphographie (im Gegensatz zur Punktionsdarstellung von Arterien und Venen) eine Operation: Anfärbung der Lymphgefäße mit Patentblauviolett — örtliche Betäubung — Hautincision — Kanülierung eines Lymphgefäßes — Hautnaht. Damit sind ebenso grundsätzlich postoperative Infekte und ps-Heilungen möglich, bei ausgefeilter Technik aber selten.

Ölige Kontrastmittel bieten den Vorteil einer scharfen Abbildung von Lymphgefäßen (Lymphangiographie) und Lymphknoten (Lymphadenographie) bis weit ins Becken hinauf. Sie sind aber mit dem Nachteil vorübergehender granulomatöser Fremdkörperreaktionen in den Lymphknoten, kurzfristigen allgemeinen Fieberreaktionen mit Veränderung des Blutbildes und gelegentlich mit pulmonalen Komplikationen im Sinne der Ölembolie behaftet. Wasserlöslichen Kontrastmittel sind keine ähnlichen Komplikationen zuzuschreiben; sie erbringen aber kein sauberes Bild der Lymphgefäße, da sie während ihrer Passage frühzeitig durch die Wand hinaus diffundieren und weder am Arm noch am Bein in die größeren regionalen Lymphknotenstationen gelangen. Aus der Gegenüberstellung von Vor- und Nachteilen der beiden Kontrastmittel ergibt sich für die Alltagspraxis die Faustregel: Die Indikation zur Lymphographie ist streng zu stellen. Bei Verdacht auf periphere primäre oder sekundäre (z. B. posttraumatische) Veränderungen werden zur Schonung der Sinusoide wasserlösliche Kontrastmittel, bei Verdacht auf Lymphadenopathien jeglicher Art ölige Kontrastmittel eingesetzt. Eine ganze Reihe differentialdiagnostischer Hinweise liefert aber bereits der Farbstofftest.

Im Rahmen der kombinierten Abklärung liefert die Lymphographie wesentliche Beiträge zur Ergründung geschwollener Beine vasculärer Ursache. Ihr Wert sei an Hand illustrativer Fälle dokumentiert:

I. Lymphgefäße — Venen

1. *Subakutes Phlebödem* (76j. Frau)

Schmerzlose kontinuierlich zunehmende Schwellung des rechten Beines seit 6 Monaten mit allen Zeichen venöser Stase. Infolge starker Schwellung des Oberschenkels anläßlich der ersten Konsultation keine Lymphknoten palpabel. Phlebographisch Überbelastung der Peripherie — multiple Eindellungen der Beckenstrombahn von außen. Lymphographisch massive Vergrößerung der Lymphknoten in Leiste und Becken. Histologisch großfollikuläres Lymphoblastom Brill-Simmers.

Praktische Konsequenz: Bei unklarer Drosselung der venösen Strombahn im Beckenbereich liefert die Lymphadenographie einen positiven Beitrag zur Differentialdiagnose: Carcinom — malignes Lymphom. Lymphknoten, die von einer Leukose oder einem malignen Lymphom befallen sind, bleiben in der Regel für die Lymphe durchgängig. Die Differentialdiagnose ist für die Therapie der malignen Erkrankung wichtig.

2. *Chronisch kombiniertes Phlebödem und Lymphödem* (35j. Mann)

Hemikastratio links mit Nachbestrahlung wegen Seminon. Fünf Monate später zunehmende Anschwellung des linken Beines, klinisch weder eindeutig Phlebödem noch eindeutig Lymphödem. Differentialdiagnose: Tumorrezidiv — reaktive retroperitoneale Fibrose. Phlebographisch Strangulationszeichen an den Beckenvenen von außen. Im Farbstofftest typischer tintenklecksartiger cutaner Reflux am Fußrücken als Zeichen gestörten Lymphabflusses. Es fand sich kein kanülierbares Lymphgefäß. Folglich kombinierte Beeinträchtigung des venösen und lymphatischen Abflusses. Die kausale Differentialdiagnose bleibt offen.

Praktische Konsequenz: Bei Status nach chirurgischer und radiotherapeutischer Behandlung von Carcinomen oder Tochtergeschwülsten im Becken belegt der Farbstofftest die Blockade des Lymphgefäßsystems. Da Carcinom und Fibrose den Lymphabfluß frühzeitig verriegeln, vermag die Untersuchung des Lymphgefäßsystems die Differentialdiagnose: Carcinomrezidiv — retroperitoneale Fibrose nicht aufzuklären. Nachweis der Lymphblockade an sich ist aber für die Therapie wichtig: Cortisonpräparate sind kontraindiziert, da sie die Resistenz gegenüber Streptokokken herabsetzen; das rezidivierende Erysipel ist die wichtigste Komplikation des Lymphödems jeglicher Ursache. Ebenso kontraindiziert sind massive mechanische Entstauungsmaßnahmen, die geeignet wären, Streptokokken zu aktivieren.

3. *Kombinierte Dysgenesie peripherer Venen und Lymphgefäße* (32j. Frau)

Seit dem 29. Lebensjahr schmerzloses, aber kontinuierliches Anschwellen beider Beine. Klinisch Phlebödem, Schwellung aber auffallend hart. Die retrograde Preßphlebographie zeigt hochgradige Klappeninsuffizienz in der V. femoralis superficialis; die erste taugliche Klappe auf Höhe des Kniegelenkes. Distal spärliche Klappen. Lymphographisch Hypoplasie, d. h. Reduktion des ventromedialen Bündels auf ein solitäres Sammelrohr links, Aplasie rechts.

Praktische Konsequenz: Bei Phlebödem mit frühzeitig harter Konsistenz ist die lymphographische Abklärung indiziert. Über die beide Systeme beeinflussende Entstauungstherapie hinaus sind in diesem Fall alle Vorsichtsmaßregeln hinsichtlich Progression der lymphödematischen Komponente anzustreben, insbesondere Schutz vor Erysipelen. Der prognostische Ernst dieser Kombination liegt in der lymphangiopathischen Komponente der Schwellung.

4. Lymphangiopathische Komponente beim postthrombotischen Syndrom

Das postthrombotische Syndrom hat in lymphographischer Sicht keine regelmäßig nachweisbaren Auswirkungen auf die präfascialen Bündel, es sei denn, die Lymphbahnen werden durch Ulcera direkt zerstört. Reduktion der Sammelrohre am Unterschenkel auf ein in sich selbst noch fragmentiertes und dilatiertes Sammelrohr bei jahrelangem Ulcus cruris (80jährige Frau).

Praktische Konsequenz: Die Lymphographie ist im Einzelfall von postthrombotischem Syndrom mit oder ohne Ulcus cruris nicht nötig. Der Zusammenhang Ulcus—lokale Lymphstase erklärt aber die Neigung von Ulcuspatienten zu rezidivierenden Erysipelen. Durch progressive Verlötung restierender Sammelrohre und regenerativer Kollateralen kann schließlich ein zunächst rein venöses postthrombotisches Syndrom in eine postthrombotisch-lymphangiopathisch bedingte Elephantiasis übergehen. Darüber hinaus erklärt der Zusammenhang, warum im Bereich rezidivierender Ulcera und schwerer Dermatosklerosen plötzlich ein nekrotisierendes Erysipel um sich greifen kann, das einen Unterschenkel in 2 Tagen von seinem Integument zu schälen vermag.

5. Posttraumatische Schwellung (42j. Frau)

Schwellung und Cyanose distal einer Rißquetschwunde über der Medialseite des Unterschenkels durch Einklemmung. Direkt unterhalb der Wunde ein lokales Schwellungskissen von harter Konsistenz und demzufolge Verdacht auf lokale Lymphstase. Vier Monate später zeigt die Phlebographie die Spuren einer lokalisierten Thrombose am Unterschenkel. Das Lymphogramm ergab auf Höhe des harten Kissens eine Kontrastmittelwolke als Ausdruck lokalisierten cutanen Refluxes.

Praktische Konsequenz: Posttraumatische Schwellungen nach Quetschung und tiefen Wunden sind lymphographisch abzuklären, wenn der geringste Verdacht auf Lymphstase besteht. Bei defekten Lymphbahnen stehen evtl. rezidivierende Erysipel in direktem Kausalzusammenhang mit dem Unfall.

II. Lymphgefäße — Arterien

6. Schwellung nach rekonstruktivem Eingriff an der A. femoralis superficialis wegen arteriosklerotischem Verschluß (60j. Mann)

Nach Mobilisierung zunehmende Schwellung des operierten Beines mit rezidivierenden Erysipelen in der Narbenzone. Phlebographisch völlig intaktes System der tiefen Venen, also keine intraoperative Stammvenenverletzung. Im Farbstofftest fleckiger cutaner Reflux, in der Lymphographie distale Kontrastmittelwolken und ausgesackte sowie fragmentierte Sammelrohre als Ausdruck peripherer Lymphstase. Im Bereiche des Operationsfeldes am Oberschenkel überlebte ein einziges Sammelrohr den auf die Arterie zielenden Eingriff.

Praktische Konsequenz: Die Zugänge zu den peripheren Stammarterien werden nicht nur durch die arterielle Topographie, sondern auch durch die Topographie des Lymphgefäßes bestimmt. Lymphgefäßschonende Zugänge wurden seither ausgearbeitet und erfolgreich erprobt.

III. Lymphknoten — Venen — Arterien

7. Chronische lymphatische Leukämie — Venenthrombose — peripherer Arterienverschluß bei Diabetes mellitus (69j. Frau)

Zwei Jahre nach Diagnose einer chronischen lymphatischen Leukämie langsames Einsetzen von Claudicatio intermittens und bald darauf kontinuierliche Schwellung des rechten Unterschenkels. Klinisch Phlebödem. Phlebographisch alle Zeichen einer subakuten Thrombose im tiefen System des Unterschenkels und Oberschenkels. Keine Kompressionszeichen an den Beckenvenen. Lymphographisch zarte Sammelrohre im Füllingsbild und massive Vergrößerung der Leisten- und Beckenlymphknoten im Speicherbild. Arteriographisch peripherer Verschluß, typisch für Diabetes mellitus.

Praktische Konsequenz: Bei bekannter Leukose oder Lymphadenomatose ist die lymphographische Abklärung vor rekonstruktiven Operationen an der Arterie indiziert. Bei dem hier vorliegenden peripheren Verschluß wäre nur eine lumbale Sympathektomie in Frage gekommen. Mit Rücksicht auf die Verlangsamung des Lymphabfluß durch die leukotisch veränderten Lymphknoten wurde auf diesen Eingriff verzichtet, um die Lymphknotenkette nicht zu schädigen. In anderen Fällen dürfte die Topographie der Lymphgefäße besonders aufmerksam beachtet werden.

IV. Schlußfolgerungen

Die Kasuistik zur Frage der kombinierten angiographischen Abklärung, die ich Ihnen mit Schwergewicht auf der Lymphographie vorführen durfte, zeigt, daß es sinnvoll ist, das Lymphgefäßsystem im Rahmen der Gesamtzirkulation zu betrachten. In dieser Sicht ist begreiflicherweise der vasculäre

Chirurg auch an den Folgezuständen der Erkrankungen und Verletzungen des Lymphgefäßsystems interessiert, obwohl die so wichtigen präfascialen Sammelrohre über weite Strecken das Hoheitsgebiet der plastischen Chirurgie durchlaufen.

Summary

The three vascular systems: Arteries—veins—lymph vessels are a functional unity. Six typical cases show how the combined angiographical examination of swollen legs helps in an essential estimation of the total circulation and which consequences result from it.

U. Brunner
Chirurg. Univ.-Klinik B
Zürich

Die Lymphographie und Isotopendiagnostik in der plastischen Chirurgie

Von L. Clodius

I. Der Wert der Lymphographie für die Diagnose und die Therapie metastasierender Hauttumoren

Oberstes therapeutisches Prinzip in der Behandlung dieser Tumoren besteht in der en bloc-Resektion von Primärtumor und regionären Lymphknoten, wenn immer möglich im ersten Eingriff. Der diagnostische Fehler bei der Lymphknotenpalpation, seien sie vergrößert oder nicht fühlbar, beträgt mindestens 20% (Martin). Ist die Treffsicherheit der Lymphographie größer? Da ein Speicherdefekt erst ab 5 mm sichtbar wird, registriert die Lymphographie beginnende Tumorinfiltrate nicht. Ein mit Tumorzellen voll besiedelter Lymphknoten stellt sich nicht dar; er kann zusätzlich durch Blockade des Lymphabflusses das Sichtbarwerden weiterer Lymphknoten verhindern. Schließlich kann nicht differenziert werden, ob ein Speicherdefekt durch Tumor oder durch postinflammatorische Fibrose bedingt ist. Kendall u. Mitarb. verglichen bei 37 axillären Lymphknoten die präoperative lymphographische Diagnose mit dem postoperativen histologischen Befund. Bei elf Lymphknoten resultierte eine radiologische Fehldiagnose mit dem Hauptirrtum, daß zuviele Lymphknoten als tumorbefallen bezeichnet wurden.

Die Aussagekraft der Lymphographie wird weiter dadurch eingeschränkt, daß sich das Total der Lymphbahnen nur teilweise darstellt (Abb. 1). Schließlich eine Einschränkung technischer Art: Das im Einflußgebiet eines Malignoms liegende Lymphsystem kann radiologisch nur teilweise erfaßt werden. Die submandibulären, submentalen und retropharyngealen Lymphknoten werden bei der cervicalen Lymphographie nicht dargestellt (Padovan).

Bedeutungsvoller ist jedoch die präoperative Lymphographie durch ihr Speicherbild zur intraoperativen Kontrolle der Radikalität der Lymphknotenausräumung (Abb. 2). Mit der Chromolymphographie (Lipiodol mit Chlorophyllzusatz) haben wir im Zusammenhang mit diesem Problem keine eigene Erfahrungen.

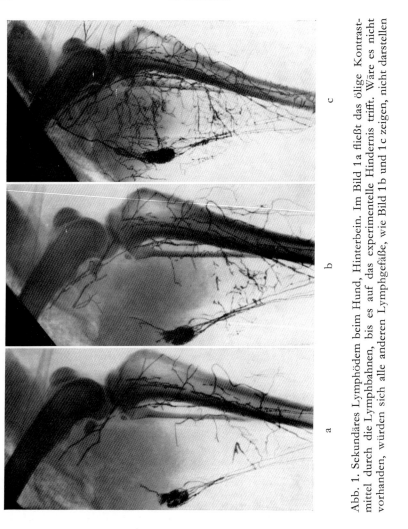

Abb. 1. Sekundäres Lymphödem beim Hund, Hinterbein. Im Bild 1a fließt das ölige Kontrastmittel durch die Lymphbahnen, bis es auf das experimentelle Hindernis trifft. Wäre es nicht vorhanden, würden sich alle anderen Lymphgefäße, wie Bild 1b und 1c zeigen, nicht darstellen

Der Wert der Lymphographie für die Diagnose angeborener und erworbener Deformitäten der Lymphwege ist im Parallelvortrag zu diesem Thema ausgeführt. Es folgen einige Hinweise auf die Bedeutung der Lymphographie für plastisch-rekonstruktive Probleme.

Als erster hat GILLIES eine lymphatisch gestaute Extremität chirurgisch dadurch drainiert, daß er die Inguinalgegend vom Oberschenkel bis zur Axilla hin durch einen Armlappen überbrückte. Der Nachweis der Transplantation von Lymphgefäßen durch eine Lappenplastik wurde durch die Lymphographie erbracht (CLODIUS u. BRUNNER).

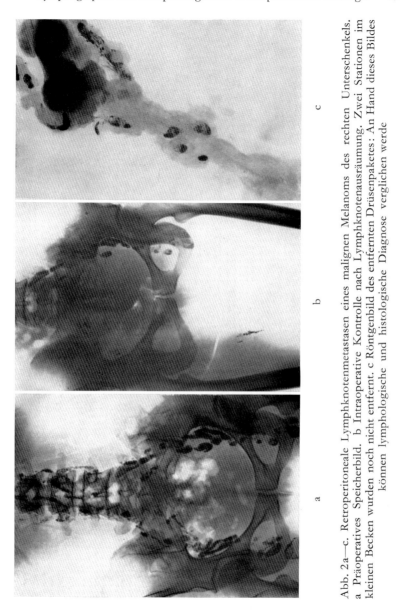

Abb. 2a—c. Retroperitoneale Lymphknotenmetastasen eines malignen Melanoms des rechten Unterschenkels. a Präoperatives Speicherbild. b Intraoperative Kontrolle nach Lymphknotenausräumung. Zwei Stationen im kleinen Becken wurden noch nicht entfernt. c Röntgenbild des entfernten Drüsenpaketes: An Hand dieses Bildes können lymphologische und histologische Diagnose verglichen werde

Die Lymphographie kann auch für die Konzeption neuer Operationen wegweisend sein, so beim sekundären Armlymphödem für die Transposition eines Dermislappens (THOMPSON) mit seinen zum freien Lappenrand hinziehenden Lymphgefäßen in die ungestaute Muskelloge hinein (Abb. 3).

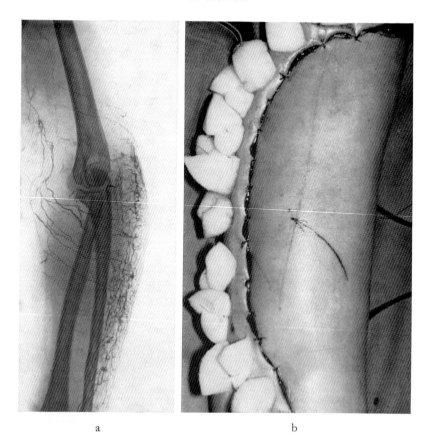

a   b

Abb. 3. a Darstellung der oberflächlichen Lymphgefäße des Armes. Sie verlaufen von der ulnaren Armseite nach medial, um dann axillawärts aufzusteigen. Dementsprechend wird, wie b zeigt, bei der Therapie des sekundären Armlymphödems, ein lateral gestielter Hautlappen mit den nach medial abfließenden Lymphgefäßen (vgl. die Pfeilrichtung) in die subfasciale, ungestaute Muskelloge transferiert

Schließlich können durch die Lymphographie die Ersatzmechanismen im Lymphkreislauf abgeklärt werden, wodurch normalerweise ein sekundäres Lymphödem kompensiert wird, z. B. nach Axillaausräumung (RÜTTIMANN u. DEL BUONO).

II. Die Isotopendiagnostik in der Plastischen Chirurgie

Durch Anwenden geeigneter Isotopen wie Na 22 (γ-Strahler), kann die Durchblutung transplantierten Gewebes gemessen werden. Ob ein Rundstiel oder ein Hautlappen für seinen Weitertransport bereits genügend durchblutet ist, ob das Vorschneiden eines Lappens einen Sinn hat oder nicht, läßt sich durch Vergleich mit normalem, spiegelbildlich gelegenem Gewebe folgern. Ebenso kann die Steigerung der Durchblutung nach verschiedenartigem Vorschneiden eines Hautlappens sowie der Zeitpunkt für die weitere Verpflanzung von Gewebe in Abhängigkeit der Durchblutung bestimmt werden (HOFFMEISTER). Wenn auch in der klinischen

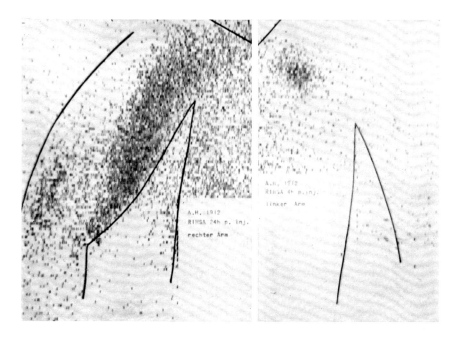

Abb. 4. Lymphoszintigramm mit RIHSA (radioactive I^{131} labelled human serum albumin). Im rechten Arm nach 24 Std noch kein Abtransport des Kolloids, links bereits nach 4 Std kaum noch Aktivität im Arm vorhanden

Praxis diese Meßmethode kaum angewendet wird, man sich viel einfacherer Tests wie des capillären Reflux nach Druck bedient, wurden durch diese quantitativ kontrollierbaren Experimente physiologische Grundlagen für die klinische plastische Chirurgie aufgezeigt.

Durch geeignete Isotope kann der Metabolismus weiterer Gewebe wie Knorpel durch Schwefel 35 (CURRAN u. GIBSON) getestet werden. Das Überleben verschiedenartiger Knorpeltransplantate (Auto-, Homo- und Heterotransplantate) sowie des Transplantationsmodus (kompakte Transplantate, diced cartilage (PEER), Transplantation mit oder ohne Perichondrium) läßt sich so untersuchen.

Während die Lymphographie hauptsächlich Aufschluß über die Anatomie gibt, ist es möglich, durch den Jod 131-Clearence-Test, in dem das an ein Koloid gebundene Jod lymphogen abtransportiert wird, die Lymphfunktion zu untersuchen (HARVEY). Abb. 4 zeigt ein Lymphoszintigramm unter Verwendung von RIHSA, rechts bei einem sekundären Armlymphödem, links der normale Arm. Durch diese einfache und den Patienten kaum belastende Methode versuchen wir die Funktion des Lymphsystems, besonders unter pathologischen Bedingungen und nach ihrer Behandlung, graphisch darzustellen.

Summary

The value and the problems of different examination methods of the lymphatic system are shown from the standpoint of a plastic surgeon in four examples (secondary lymphedema of a limb, metastasis of retroperitoneal lymph-nodes in malign melanoma, lymph-vessels of the arms and lymphoscintigram).

Addendum

Für die wertvolle Mitarbeit bin ich den Herren Radiologen, P.D. Dr. RÜTTIMANN, F. HEINZEL und W. WIRTH zu großem Dank verpflichtet.

Literatur

CLODIUS, L., BRUNNER, U.: Brit. J. plast. Surg. (im Druck).
CURRAN, R. C., GIBSON, T.: Proc. roy. Soc. B. **144**, 572 (1956).
GILLIES, H. D., FRASER, S. R.: Brit. med. J. **1**, 96 (1935).
HARVEY, R. F.: Brit. J. Radiol. **42**, 260 (1969).
HOFFMEISTER, F. S.: Plast. reconstr. Surg. **19**, 283 (1957).
KENDALL, B. E., ARTHUR, J. F., PATEY, D. H.: Cancer (Philad.) **16**, 1233 (1963).
MARTIN, H., DEL VALLE, B., EHRLICH, H., CAHAN, W. G.: Cancer (Philad.) **4**, 441 (1951).
PADOVAN, I.: Progr. Lymphology **1**, 283 (1966).
PEER, L. A.: Transplantation of tissues, Vol. I. Baltimore: Williams and Wilkins 1955.
RÜTTIMANN, A., DEL BUONO, M. S.: Ergebn. med. Strahlenforsch. **1**, 303 (1964).
THOMPSON, N.: Proc. roy. Soc. Med. **58**, 1026 (1965).

Dr. L. CLODIUS
Chirurg. Univ.-Klinik B
CH 8006 Zürich

Fermentreaktion und Vitalitätsprüfung

Von H. Millesi

Die Frühexcision der Nekrose stellt die Methode der Wahl bei Vorliegen einer umschriebenen drittgradigen Verbrennung dar. Man kann dadurch die Nekrose entfernen, bevor es zur Infektion kommt und eine primäre Wundheilung erzielen. Gegen die Frühexcision wird vielfach ins Treffen geführt, daß 1. in frühen Stadien keine Unterscheidung zwischen einer Verbrennung zweiten und dritten Grades möglich sei, 2. dementsprechend eine genaue Bestimmung der Flächenausdehnung der Nekrose nicht gelingt und 3. eine exakte Bestimmung der Tiefe des Gewebsschadens nicht immer möglich ist.

Diese Einwände treffen nicht ganz zu. Die Erfahrung lehrt, daß auch eine tief-zweitgradige Verbrennung durch die nachfolgende Infektion zu einer Nekrose der ganzen Hautdicke führen kann. Ferner sieht man immer wieder, daß auch nach komplikationsloser Heilung einer tief-zweitgradigen Verbrennung an der Hand eine Narbenkontraktur mit entsprechendem Funktionsausfall entstehen kann. Wenn eine umschriebene Verbrennung vorliegt und die Flächenausdehnung dementsprechend keine große Rolle spielt, sollte man eher großzügig excidieren und tief-zweitgradig verbrannte Areale mitentfernen. Der genauen Bestimmung der Flächenausdehnung der drittgradigen Anteile innerhalb einer umschriebenen Verbrennung kommt demnach unserer Meinung keine sehr große Bedeutung zu. Dagegen bereitet die Frage nach der Tiefenausdehnung während der Operation große Schwierigkeiten. Man orientiert sich bei der Excision weitgehend nach der Blutung aus der Wundfläche und trachtet die Excision in einer blutführenden Schichte auszuführen. Trotzdem stößt man immer wieder auf Areale, von denen man nicht genau aussagen kann, ob sie vital sind oder nicht. Dies gilt besonders für dünne Schichten wie beispielsweise die Fascie. Liegen unter der Fascie wichtige Gebilde wie Sehnen, kommt der Erhaltung der Fascie größte Bedeutung zu. Wenn die Fascie vital ist, kann man auf ihr ein freies Hauttransplantat zur Anheilung bringen und damit die Operation beenden. War die Fascie dagegen mitgeschädigt, und führt man die gleiche Maßnahme durch, kommt es zur Abstoßung des Transplantates, die Sehnen werden dadurch in die Wunde einbezogen und sekundär geschädigt. In diesem Fall sollte man besser die Fascie wegnehmen und den Defekt durch einen gestielten Hautlappen decken. Diese Entscheidung ist folgenschwer und oft nicht mit Sicherheit zu treffen, da die

Fascie eine dünne Schichte darstellt, die nur wenige Gefäße führt, so daß man sich auch auf die Blutung nicht verlassen kann. Dieselbe Problematik entsteht, wenn in der Wunde Sehnen, Nerven oder andere wichtige Strukturen freiliegen, deren Entfernung einen Funktionsausfall verursachen würden und die daher nur excidiert werden dürfen, wenn einwandfrei nachgewiesen ist, daß sie einer Nekrose anheimgefallen sind.

Um Ausdehnung und Tiefe einer Verbrennungsnekrose besser beurteilen zu können, wurden Vitalfarbstoffe injiziert, u. a. wurden folgende Substanzen verwendet: Disulphin-Blau (TEMPEST, 1959); Kiton-fast-green (LANZ, 1963); Patent-Blau V (RANDOLPH u. Mitarb., 1964, 1965); Brom-Phenol-Blau (GOULIAN u. CONWAY, 1965).

Die Vitalfarbstoffe werden i.v. injiziert und kreisen in der Blutbahn. Innerhalb von Minuten wird daher der ganze Körper, soweit er durchblutet ist, von dem Vitalfarbstoff erreicht und gefärbt. Nekrotisches, nicht durchblutetes Gewebe bleibt ungefärbt. Der Farbstoff wird auch im Extracellularraum ausgeschieden. Dies tritt dort in verstärktem Maße ein, wo sich ein Ödem bildet. Dementsprechend sind zweitgradig verbrannte Areale stärker gefärbt. Der Farbstoff breitet sich weiter durch Diffusion aus. Nach ungefähr einer halben Stunde beginnt sich auch eine Nekrose per diffusionem anzufärben. Von diesem Zeitpunkt an sind die Grenzen vollkommen verwischt. 12 bis 24 Std später erfolgt die Ausscheidung des Farbstoffes aus dem Körper. Alle durchbluteten Gewebe geben den Farbstoff ab, während die Nekrosen gefärbt bleiben.

Die Vitalfärbungen zeigen die flächenhafte Ausdehnung der Nekrose relativ gut an. Die Unterscheidung zwischen Verbrennung zweiten und dritten Grades ist unter günstigen Umständen möglich. Sie gelingt dort nicht, wo die Haut besonders dick ist. Sehr wenig leisten die Vitalfärbungen im Hinblick auf die Beurteilung der Nekrosetiefe. So ist schon die Beurteilung der Vitalität von Fettgewebe mit Hilfe der Vitalfarbstoffe schwierig. Es kann sein, daß Gefäße im Augenblick der Untersuchung durchblutet sind und daher den Vitalfarbstoff führen, während die Fettläppchen durch die Verbrennung zugrunde gegangen sind. Man wird dann in der Beurteilung der Nekrosetiefe getäuscht. Ein z. Z. der Untersuchung durchblutetes und daher farbstoffführendes Gefäß kann kurze Zeit später im Verlaufe der durch die Verbrennung ausgelösten lokalen Veränderungen einer Thrombose anheimfallen. Auch dann wird die Beurteilung der Vitalität durch Farbstoffinjektionen ungenau ausfallen.

Mann kann zusammenfassen, daß man sich auf die Verwendung von Vitalfarbstoffen zur Beurteilung der Nekrosetiefe nicht eindeutig verlassen kann.

In letzter Zeit wurde die Injektion von Tetracyclin für denselben Zweck empfohlen. Es kommt dabei nicht zur Färbung des Gewebes, man kann aber im UV-Licht die Fluorescenz an den Stellen nachweisen, an denen Tetracyclin auftritt (MALEK, 1961; GELDMACHER, 1969). Für die Methode gilt dasselbe, was für die Vitalfarbstoffe ausgeführt wurde. Untersuchungen an unserer Klinik (SPONER, 1970) konnten uns nicht davon überzeugen, daß diese Methode in der Praxis sehr brauchbar ist.

Eine stichhältige Auskunft über die Vitalität eines bestimmten Gewebes erhält man durch direkte Untersuchung. Am besten bedient man sich der Bestimmung der Fermentaktivität, da diese schon kurze Zeit nach Eintreten des Zelltodes sistiert, bevor noch andere morphologische Veränderungen manifest wurden (LECHNER u. MILLESI, 1967). Aus der Gruppe der oxydierenden Fermente wurde der Nachweis der Diphosphopyridinnucleotid-Diaphorase (DPN-D) ausgewählt. Lebende Zellen enthalten dieses Ferment. Wenn Diphosphopyridinnucleotid in reduziertem Zustand mit Nitrotetrazoliumblauchlorid der Wirkung der DPND ausgesetzt wird, kommt es zur Blaufärbung. Die Blaufärbung bleibt aus, wo keine vitalen Zellen vorhanden sind. Dies ist normalerweise im Stratum corneum der Epidermis der Fall und dementsprechend gibt es hier auch keine Fermentreaktion. Ansonsten zeigt aber das Ausbleiben der Blaufärbung den Eintritt des Zelltodes an. Die Reaktion ist so stark, daß ein Einbringen einer Probeexcision für 5 bis 10 min in eine Inkubationslösung genügt, um die Reaktion an der Oberfläche der Probeexcision makroskopisch sichtbar zu machen. Grenzen zwischen vitalem und totem Gewebe manifestieren sich deutlich bei makroskopischer Betrachtung. Die Inkubationslösung hat folgende Zusammensetzung: 1,0 ml reduziertes Diphosphopyridinnucleotid 2,5 mg/ml, 2,5 ml Nitrotetrazoliumblauchlorid 2,0 mg/ml, 1,0 ml Phosphatpuffer 2,0 mg/ml, 0,5 ml Ringerlösung.

Die Bestandteile dieser Lösung sind in jedem histologischen Laboratorium vorhanden. Die Inkubationslösung wird am Morgen des Operationstages zusammengesetzt und auf mehrere Schälchen verteilt. Wenn man während der Operation Auskunft über die Vitalität einer bestimmten Gewebsschichte haben möchte, entnimmt man der schlechtesten Stelle der Gewebsschichte eine kleine Probeexcision und legt sie in eines der mit der Inkubationslösung gefüllten Schälchen. Nach 5 bis 10 min kann man durch Ausbleiben oder Eintreten der Blaufärbung die Vitalität beurteilen, bzw. wenn die Excision sowohl in vitales wie in totes Gewebe reicht, die Grenze feststellen. Die Probeexcision kann anschließend in 5% Formalinlösung fixiert und damit aufgehoben oder der histologischen Untersuchung zugeführt werden. Diese Methode hat sich bei der Beurteilung der Vitalität bestimmter Gewebsschichten wie beispielsweise der Fascie oder bestimmter anatomischer Strukturen, wie Sehnen und Nerven ausgezeichnet bewährt. Seit wir diese Methode anwenden, wird die frühe Excision wesentlich exakter ausgeführt. Die Brauchbarkeit der Methode wird an Hand von praktischen Beispielen demonstriert.

Summary

Early excision of a necrosis is the method of choice in circumscript third degree burns. It is however often difficult to estimate the degree of the thermal damage of tissue before or during an operation.

The intravenous injection of dye is a possibility to distinguish between partial and full thickness skin loss following burns. This dye produces a vital staining in full vascularised tissue, whereas regions of tissue without blood supply remain unstained. One can easily see the line of demarcation between a necrosis and a partial skin damage in the surface. The main drawback of the vital staining however is, that it does not show the extent of depth of the necrosis and so one cannot decide whether a certain structure in the depth is intact or not. Knowing this however is most important in an early excision.

To receive in a minimum of time a deciding factor on the viability of a quite definite layer during an operation, a method was used which is based on the diagnosis of the activity of a definite ferment. Only viable cells show the active oxidising ferment. This activity is lost when the cells devitalize. By placing a biopsy into a test solution for 5 to 10 min one gets precise information, in which places the activity of the ferment has vanished and therefore a necrosis has to be taken into account.

Literatur

GELDMACHER, J., SCRANOWITZ, P.: Die frühzeitige diagnostische Abgrenzung zeit- und drittgradiger Verbrennungen unter besonderer Berücksichtigung der verbrannten Hand. Med. Welt **20**, 1918—1920 (1969).

GOULIAN, D., CONWAY, H.: Dye differentiation of injured tissues in burn injury. Surg. Gynec. Obstet. **121**, 3 (1965).

LANZ, R.: Bestimmungen der Überlebensfähigkeit von Gewebe durch eine Vitalfarbe. Helv. chir. Acta **30**, 72 (1963).

LECHNER, G., MILLESI, H.: Fermentreaktion zur Bestimmung der Tiefe des Gewebsschadens bei Verbrennungen. Akt. Chir. **2**, 221—226 (1967).

MALEK, P., DOBROVSKY, M., ZASTAVA, V., KOCCI, J.: The proposed use of tetracycline antibiotics for the evaluation of the degree of burns. Acta Chir. Plast. **5**, 48—56 (1963).

RANDOLPH, J. G., LEAPE, L. L., GROSS, R. E.: The early surgical treatment of burns. I. Experimental studies utilizing intravenous vital dye for determining the degree of injury. Surgery **56**, 193 (1964).

SPONER, D., BERGER, A.: Experimentelle Untersuchungen zur Markierung drittgradiger Verbrennungen mit Hilfe von Oxytetracyclin. (im Druck).

TEMPEST, M. N.: Thesis, Ch. M. University of Leeds 1959.

— Intravenöse Farbstoffinjektionen zur klinischen Beurteilung der Lebensfähigkeit von Geweben. Chir. Praxis **3**, 265 (1961).

Dozent Dr. H. MILLESI
I. Chirurg. Univ.-Klinik
Station für Plastische und
Wiederherstellungschirurgie
A-1090 Wien

Aussprache

Leiter: Darf ich gleich eine Frage an Sie stellen. Dieser Fermenttest hat natürlich den Nachteil, daß man nicht Aufschluß darüber erhält, wie es in der Nachbarschaft aussieht und daß man aus Sehnen und Nerven, zumindest nicht beliebig, Excisionen entnehmen kann. Ist die Fermentlösung so gewebeschädigend, daß man sie nicht auf das Wundbett aufpinseln kann? Damit würde man ja rasch Aufschluß über die Vitalität im gesamten Wundgebiet erhalten.

H. MILLESI, Wien: Das ist richtig. Aber ich glaube, daß man dann zuviel Lösung verwenden müßte. Eine Gewebsschädigung ist mir nicht bekannt. Wir haben den Versuch nicht gemacht, aber ich würde eher davon abraten. In der Praxis entnimmt man Gewebe immer von der Stelle, die bei makroskopischer Betrachtung am stärksten verändert ist. Wenn dieses Gewebe vital ist, dann kann man mit gutem Recht annehmen, daß die Nachbarschaft auch vital ist.

F. E. MÜLLER, Bochum: Durch primäre Ausschneidung der durch Verbrennung entstandenen Hautnekrosen entsteht eine normale chirurgische Wunde. Anschließende Hautverpflanzungen können dann zu einem komplikationslosen Heilungsverlauf führen. Eine derartige Therapie der Verbrennungen wäre als ideal anzusehen. Der typische Verlauf der Verbrennungskrankheit setzt einem solchen Heilverfahren jedoch Grenzen und engt es auf solche Fälle ein, deren Ausmaß der verbrannten Körperoberfläche eine bestimmte Größenordnung nicht überschreitet. Sichere Indikationen dagegen sind heute für dieses Vorgehen umschriebene Verbrennungen dritten Grades, vor allem im Bereich der Hände und Füße, wo die frühzeitige Wiederherstellung der Funktion von besonderer Bedeutung ist.

Im Prinzip gleiche Überlegungen gelten für Gewebsquetschungen und ausgedehnte, lappenförmige Hautablederungen, d. h. immer dann, wenn durch ein Trauma die Lebensfähigkeit von Gewebsabschnitten infolge von Durchblutungsstörungen fraglich geworden ist.

Da die Entscheidung über Erhaltung oder Ersatz von ausgedehnten oder funktionell besonders wichtigen Gewebsregionen schwerwiegend ist, lag die Suche nach geeigneten diagnostischen Hilfsmitteln nahe. Durch die sog. Vitalfärbung, bei der Farbstoffe in die Blutbahn eingebracht werden, wurde ein Weg gefunden, auf dem sich eine ausreichende Durchblutung und damit Lebensfähigkeit des Gewebes nachweisen lassen. Die Vitalfärbung hat für die Plastische und Wiederherstellungschirurgie insofern eine zusätzliche Bedeutung erlangt, indem sich nicht nur in der Haut, sondern auch in der Muskulatur, Sehnen, Knochen und selbst im Gelenkknorpel durch die Anfärbung die Durchblutung beurteilen läßt. Damit ergeben sich weitere Indikationen für eine derartige Diagnostik, z. B. bei schweren Extremitätenverletzungen, wo zwischen Amputation oder Erhaltung zu entscheiden ist, oder bei der Prüfung postoperativer Durchblutungsverhältnisse nach Naht traumatisch geschädigter Hautweichteillappen.

Technik: Kiton-Fast-Grün oder Disulphin-Blau sind die am häufigsten verwendeten Farbstofflösungen.

Nach langsamer i.v. Injektion von 20 bis 40 ml einer 10%igen Disulphin-Blaulösung kommt es innerhalb weniger Minuten zu einer blaugrünen Anfärbung des ausreichend durchbluteten Gewebes beim Erwachsenen. Bei Kindern ist die Dosierung entsprechend geringer.

Über die Toxicität dieser Substanzen besteht keine einheitliche Auffassung. Sicher sollte erst nach Abklingen des Schockzustandes von der Vitalfärbung Gebrauch gemacht werden. Diese Entscheidung ist um so einfacher, da sich für die ausgedehnten, schweren Verbrennungen keine therapeutischen Konsequenzen und damit auch keine Indikation für die Anwendung ergeben. Wir selbst haben, bei strenger Indikation, keine Nebenwirkungen gesehen. Nach 3 Tagen ist der Farbstoff wieder ausgeschieden.

Die Beurteilung der Farbstoffprüfung ist bei den Verbrennungen nicht einfach und in einer nicht kleinen Zahl von Fällen kaum zu verwerten. Das gilt vor allem für die Unterscheidung zwischen drittgradigen und tief-zweitgradigen Verbrennungsschäden, da hier die Differenzierung der Nekrosen von lebensfähigem Gewebe im Bereich der Haut zur Beurteilung nicht ausreicht. Das hängt damit zusammen, daß sowohl dritt- wie tief-zweitgradige Verbrennungen in den oberflächlichen und sichtbaren Hautabschnitten Nekrosen aufweisen.

Bei totalen Hautnekrosen fehlt die Anfärbung vollständig. Bei der partiellen Hautnekrose ist eine ausreichende Restvitalität gesichert, wenn die Anfärbung in dichten, kleinen Farbfeldern erfolgt. Sind die Farbfelder spärlich, so ist die verbliebene Vitalität und damit auch die Regenerationsfähigkeit fraglich. Bei einer entsprechenden Indikation wird man solche Bezirke mitexcidieren müssen.

Bei der Vitalfärbung finden auch die Tetracycline Verwendung, da sie die Eigenschaft haben, in ultraviolettem Licht bei einer Wellenlänge von 220, 268 und 355 μ mit gelber Sekundärfluorescenz aufzuleuchten. Nach der i.v. Injektion von 500 bis 750 mg Oxytetracyclin leuchten erst- und zweitgradige Verbrennungen angeblich hellgelb auf, während totale Hautnekrosen keine Fluorescenz zeigen sollen (MALEK et al., 1963; GELDMACHER, 1969). ZAWACKI u. WALKER (1969) kommen zu anderen Befunden. Im Tierexperiment an Ratten wiesen sie nach, daß bei der Verabreichung des Tetracyclins unmittelbar nach der Verbrennung, 24 Std später sowohl partielle wie totale Hautnekrosen hellgelb fluorescierten. Bei der intraperitonealen Injektion erst 24 Std nach der Verbrennung fluorescierten nur die totalen Hautnekrosen. Bei einer Injektion nach 48 bzw. 72 Std zeigten totale Hautnekrosen eine ähnliche, wenn auch weniger starke Fluorescenz, während die partiellen Hautnekrosen weiterhin ohne Fluorescenz blieben. In sehr dünnen Hautpartien zeigten allerdings auch totale Hautnekrosen keine Fluorescenz.

Bei der Methode liegen also widersprüchliche Ergebnisse vor. Bei der klinischen Anwendung fanden die beiden amerikanischen Untersucher auch, daß bei frischen Verbrennungen, deren Oberfläche feucht war und Blasen aufwies, nach Entfernung der Brandblasen und bei der Prüfung 24 Std nach der Tetracyclininjektion eine charakteristische Fluorescenz im Bereich der gesamten Verbrennung und auf den sterilen Unterlagen zu beobachten war.

Insgesamt stellen also weder die Farbstoffmethoden noch der Tetracyclintest eine ausreichend sichere diagnostische Methode zur Differenzierung des Tiefegrades einer Verbrennung dar.

Eine Umfrage unter zehn bekannten Zentren für die Behandlung von Verbrennungskranken ergab, daß in keinem von ihnen derartige oder ähnliche Untersuchungsmethoden verwendet werden.

Literatur

MALEK, P.: Acta Chir. plast. (Praha) **5**, 48 (1963).
GELDMACHER, J., SCRANOWITZ, P.: Med. Welt **20**, 1918 (1969).
ZAWACKI, B. E., WALKER, H. L.: Research Report, US Army Institute of Surgical Research, 51, 1969.

H.-E. KÖHNLEIN, Freiburg: Ich möchte an das anschließen, was Herr MILLESI und Herr MÜLLER gesagt haben, und aus einem ganz anderen Grund ein Wort der Warnung vor der Verwendung von Vitalfarbstoffen bei Schwerkranken aussprechen. Wir haben Disulphin-Blau und auch Tetracycline bei Mäusen getestet und haben die Fähigkeit der Mäuse beobachtet, diese Vitalfarbstoffe in ihr RES aufzunehmen. Man kann heute das RES — ich will nicht darauf eingehen — ziemlich genau testen, mit Tuscheabsorptionstesten oder auf Grund der Fähigkeit, radioaktiv aufgeladenes Albumin zu resorbieren.

Dabei zeigt sich, daß Vitalfarbstoffe und ebenso Tetracycline die Funktion des RES in ganz erheblichem Maß blockieren. Man wird sich also gründlich überlegen müssen, ob man bei Schwerverbrannten, die ihr RES wahrhaftig für die Bildung von Antikörpern und für die Infektionsabwehr dringend benötigen, dieses RES durch ein diagnostisches Mittel vorübergehend blockieren soll. In der Handchirurgie und bei Pat., die nicht infektgefährdet sind, wird das keine große Rolle spielen, aber bei Schwerverbrannten möchte ich doch sehr davor warnen, Vitalfarbstoffe oder auch Tetracycline zum Fluorescenztest zu verwenden, nur um festzustellen, wo eine oberflächlich oder tief drittgradige Verbrennung vorliegt. Ich glaube, das kann man nicht verantworten.

Leiter: Ich danke Herrn KÖHNLEIN für seinen wichtigen Hinweis. Wir verwenden in Innsbruck die Vitalfarbstoffe nicht, weil wir der Auffassung sind, daß nichts sicherer und schonender die Vitalität des Gewebes anzeigt, als die capilläre Blutung, die bei dünnschichtigem Anschneiden des fraglichen Gewebes in stärkerem oder schwächerem Ausmaß oder nicht auftritt.

Ich möchte aber fragen: Was sagen die Pat. zu dieser Blaufärbung?

S. TEICH-ALASIA, Turin: Die Pat. sind überhaupt nicht unglücklich über diese Blaufärbung. Sie sind eher amüsiert. Früher haben wir dieses Verfahren oft benützt. Die Pat. fühlten sich nicht schlecht. Ich erinnere mich an einen jungen Mann, der mich bat, vor der Disulphin-Blauinjektion in eine Bar gehen zu dürfen, um einen grünen Menter zu trinken. Nach dem Test wollte er in die Bar zurückgehen und fragen, warum er so grün geworden sei. Im allgemeinen ist die Methode gut angekommen, und wir haben niemals Schwierigkeiten gehabt, nicht einmal mit Kindern.

Ich möchte noch ein Wort über die Färbung bei schweren Verbrennungen sagen. Ich habe gerade vor einigen Tagen mit JACKSON gesprochen. Er sagte mir, die einzig gute unter den vielen Methoden zur präzisen Abgrenzung von verbranntem und lebensfähigem Gewebe sei die Jancekowitsch-Methode, die schichtweise Ausschneidung. Dort, wo die capillare Durchblutung beginnt, ist die Grenze der Verbrennung.

H. MILLESI, Wien (Schlußwort): Sie haben gehört, daß die Vitalfarbstoffe verschiedentlich beurteilt und abgelehnt werden. Tetracycline werden an unserer Klinik experimentell verwendet; wir haben damit brauchbare Ergebnisse erzielt, womit ich das bestätigen kann, was Herr MÜLLER gesagt hat.

Zur Beurteilung der Lappendurchblutung sind die Indikationen für die Vitalfarbstoffe weiterhin gegeben. Gerade dafür aber glaube ich, wird in Zukunft doch die Isothermenthermographie sich durchsetzen, die den Vorteil hat, daß man dem Pat. keine wiederholten Injektionen verabreichen muß, und daß man die Untersuchung beliebig oft wiederholen kann.

Leiter: Damit sind wir am Ende dieser Sitzung angelangt. Dieser Nachmittag hat gezeigt, daß die Diagnostik in der Plastischen Chirurgie eine ganze Reihe sehr interessanter Möglichkeiten aufweist und, in neuerer Zeit, wertvolle Fortschritte gebracht hat.

Ich danke allen Referenten, Vortragenden und Diskussionsrednern und schließe die Sitzung!

2. Teil

Freier Beitrag

(*Redigiert von* H. BÜRKLE DE LA CAMP, *Dottingen*)

Das Dermisfettgewebetransplantat in der plastischen Chirurgie der Mamma

Von H. Pierer

Im Zeitalter der Kunststoffe, das wir nun auch in der Chirurgie erleben, nimmt es nicht wunder, wenn die Transplantation von Dermisfettgewebelappen als antiquiertes Verfahren angesehen und für Mammakorrekturen sogar ganz abgelehnt wird. Zahlreiche Erfolgsberichte über alloplastische Implantate scheinen diese Ansicht ebenso zu bestätigen wie Mitteilungen über Volumenverlust und Spätkomplikationen nach Dermisfettgewebetransplantationen. Ein Gutteil dieser Einstellung geht jedoch auch auf das Konto psychologischer Verkaufswerbung, wonach als fortschrittlich eben nur jener Chirurg gelten kann, der eine Brust mit den neuesten Kunststoffeinlagen vergrößert.

Zwangsläufig erhebt sich hier die Frage, ob denn die zwar nicht allseits beliebte, jedoch vielfach bewährte Dermisfettgewebelappentransplantation heute wirklich überholt ist und wegen unkontrollierbarer Volumenminderung und evtl. Spätkomplikationen nicht mehr ausgeführt werden soll. Um eine Antwort darauf geben zu können, wollen wir unsere eigenen Erfahrungen, alle Mißerfolge und Ergebnisse sowie alle beobachteten Komplikationen vorlegen.

Die Schwierigkeit des Eingriffs ist abhängig von der Ausgangssituation. Es müssen daher die einfache Hypoplasie, der Zustand nach Parenchymexstirpation und der Verlust der Brust durch Carcinomoperation getrennt betrachtet werden.

I. Einfache Aufbauplastik

Sie wird ausgeführt bei ein- und beidseitiger Hypoplasie, bei Aplasie und übermäßiger Rückbildung des Parenchyms post partum. Die anatomischen Verhältnisse sind dabei nicht verändert und durch die Operation soll eine formgerechte Volumenvergrößerung erzielt werden. Dieser einfache Aufbau kann mit körpereigenem oder alloplastischem Material vorgenommen werden. Alle dafür angegebenen Verfahren lassen sich in vier Gruppen zusammenfassen, wobei die Frequenz ihrer heutigen Verwendung der folgenden Reihung entsprechen dürfte:

1. Alloplastische Implantate,
2. Transplantation von autologen Dermisfettgewebelappen,

3. gestielte Dermisfettgewebelappen,
4. retromammäre Injektion von alloplastischen Stoffen.

Ad 1. Die bestechenden Vorteile des alloplastischen Aufbaues kennen wir alle. Dank der Entwicklung von Kunststoffimplantaten, die weder schrumpfen noch verhärten und deren Volumen beliebig gewählt werden kann, gehört jene Zeit der hautüberzogenen Panzer und der in drei Größen lieferbaren Einheitsbusen der Vergangenheit an. Trotz aller Vorzüge darf jedoch nicht vergessen werden, daß es sich um Fremdkörper handelt, die nicht einheilen können und vom Organismus nach bindegewebiger Abkapselung nur toleriert werden. Immer bleibt jedoch die latente Gefahr einer Infektion bestehen. Wenn es einmal zur Fistelbildung kommt, so ist das Schicksal der Prothese besiegelt.

Ad 2. Der Mammaaufbau mit autologen Implantaten ist nicht mit den Gefahren der Fremdkörperimplantationen belastet, erfordert jedoch einen größeren chirurgischen Eingriff und hinterläßt zusätzliche Narben an den Entnahmestellen. Das Ausmaß der Vergrößerung ist begrenzt und abhängig von der Dicke der Fettgewebeschicht am Gesäß oder Bauch. Außerdem muß mit einer geringen Volumenverminderung und einer evtl. Konsistenzzunahme gerechnet werden.

Die früher vielfach versuchte Transplantation von Fettgewebe allein ergab nur unbefriedigende Resultate. Bekanntlich besitzt das Fettgewebe nur sehr wenig Gefäße und es können aus diesem Grunde die Transplantate nicht einheilen. Das nicht ernährte Fettgewebe wird verflüssigt, z. T. resorbiert oder sammelt sich in Ölcysten, die sich früher oder später entleeren. Übrig bleibt Narbengewebe mit evtl. Transplantatsresten. Wird jedoch die Subcutis mit den tieferen Schichten der Haut als Coriumfettgewebs- oder Dermisfettgewebsfaszienlappen verpflanzt, so ist eine zeitgerechte Wiederdurchblutung und Ernährung über die zahlreichen eröffneten Kapillaren der Haut möglich. Bei entsprechend atraumatischer Operationstechnik treten Störungen der Einheilung nicht häufiger auf als bei aseptischen Hauttransplantationen.

Die vielzitierte Volumenminderung hängt ab vom Ausmaß der tatsächlichen Einheilung, worunter der zeitgerechte Anschluß an das Gefäßsystem der Implantationsstellen zu verstehen ist. Nur in jenen Transplantatbezirken, die vor der Wiederdurchblutung absterben, treten Ölcysten auf und wird das Fettgewebe durch Narbengewebe ersetzt. Der daraus resultierende Volumenverlust wird oft erst viele Monate später sichtbar. Diese als Schrumpfung bezeichnete Veränderung geht nahezu konform mit einer Verhärtung des Implantates. Je vollständiger also die Einheilung, desto geringer der Volumenverlust und die Konsistenzzunahme und um so seltener die Komplikationen. Die häufigste Ursache für das Ausbleiben des Gefäßanschlusses stellt die Nachblutung dar. Insbesondere sind es die kleinen, nicht entdeckten Hämatome, die Teilverluste der Implantate zur

Folge haben. Sogenannte Spätnekrosen oder erst nach Jahren einsetzende cystische Degenerationen gibt es nicht. Auch wird durch eine Infektion das eingeheilte Transplantat nicht mehr gefährdet als das ortsständige Fettge-

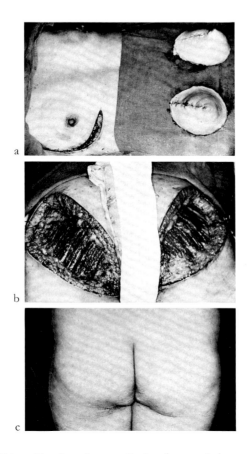

Abb. 1a—c. a: Die zu Kegeln geformten Coriumfettgewebelappen sind zur Implantation nach der Parenchymexstirpation (b) bereit. c: Die verbleibenden Narben nach der Transplantatentnahme können nicht als entstellend bezeichnet werden

webe. Nur devitalisierte Implantatteile können das gleiche Schicksal wie Fremdkörperimplantate erleiden.

Unser operatives Vorgehen entspricht weitgehend der von WATSON beschriebenen Methode. Zusätzlich fixieren wir den freien Rand des Coriums mit Nähten an der Fascia pectoralis um die Oberfläche des kegel-

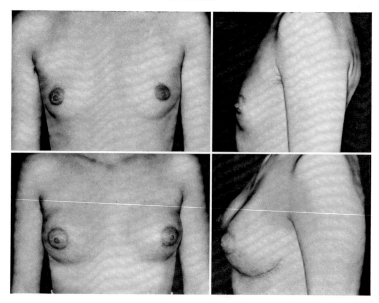

Abb. 2. Der Zustand vor und ein Jahr nach dem Aufbau hypoplastischer Brüste bei einem 20jährigen Mädchen

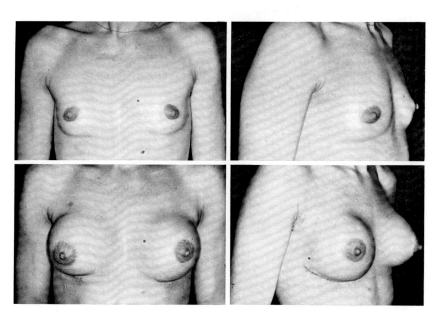

Abb. 3. Bei entsprechender Fettgewebeschicht kann auch der Wunsch nach „mehr" erfüllt werden

Dermisfettgewebetransplantat in der plastischen Chirurgie der Mamma 57

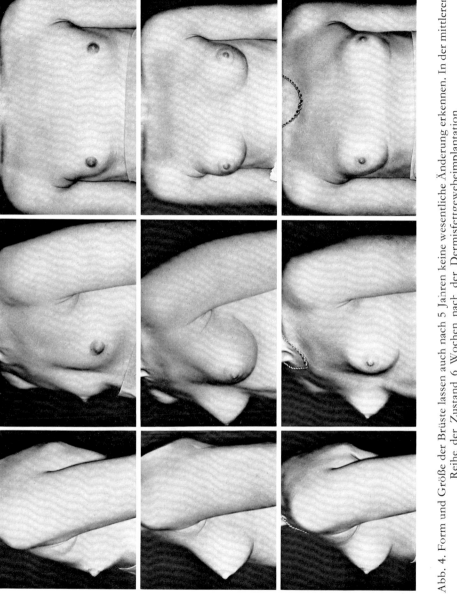

Abb. 4. Form und Größe der Brüste lassen auch nach 5 Jahren keine wesentliche Änderung erkennen. In der mittleren Reihe der Zustand 6 Wochen nach der Dermisfettgewebeimplantation

förmigen Implantates gleichmäßig auszuspannen und optimale Voraussetzungen für ein allseitiges Einheilen zu schaffen. Einen elastischen Kompressionsverband und eine Woche Bettruhe halten wir für unbedingt erforderlich.

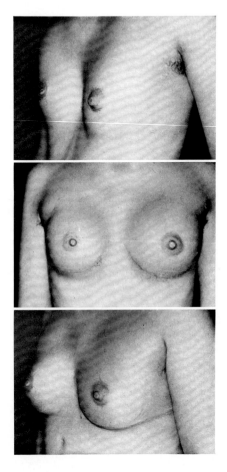

Abb. 5. Hypoplastische Mammae bei Trichterbrust vor der Korrektur sowie 3 Monate und 9 Jahre nachher

Mit dieser Technik haben wir in den letzten 12 Jahren insgesamt 34 hypoplastische Brüste aufgebaut. Das jüngste Mädchen stand im 20. Lebensjahr, die älteste Frau war 40 Jahre. Der Großteil aller Frauen befand sich z. Z. der Operation im 3. Dezennium. Bei zwei Mädchen war nur eine einseitige Vergrößerung erforderlich. Hier wurde das Transplantat vom

Unterbauch entnommen und auf diese Weise gleichzeitig ein geringer Hängebauch korrigiert. Wir haben in keinem Fall eine Störung der Wundheilung oder irgend eine Komplikation gesehen. Die aus Vergleichsaufnahmen zu schätzende Volumenverkleinerung betrug auch nach mehreren Jahren höchstens 20%. Spätkomplikationen oder Schwierigkeiten während und nach der Gravidität waren auch bei 10jährigen Verlaufskontrollen nicht aufgetreten.

II. Wiederaufbau nach Parenchymexstirpation

Die anatomische Ausgangssituation ist hier wesentlich ungünstiger. Haut, Brustwarze und Warzenhof sind zwar vorhanden, doch fehlt die anatomische Schicht zwischen Parenchym und Pectoralfascie und es finden

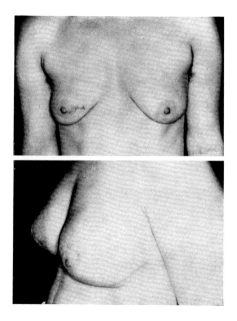

Abb. 6. Formverbesserung beider Mammae nach der Parenchymexstirpation und gleichzeitigem Wiederaufbau mit Dermisfettgewebetransplantaten

sich meistens Narben nach Biopsien. Das Implantat kommt unter eine dünne, durch Fettgewebeläppchen unebene Hautbedeckung zu liegen, deren Ernährung gefährdet ist.

Der Aufbau kann entweder in der gleichen Sitzung im Anschluß an die Parenchymentfernung oder zu einem späteren Zeitpunkt vorgenommen werden. Die gleichzeitige Wiederherstellung einer befriedigenden Form bereitet nur bei sehr fettreichen Brüsten durch gestielte Dermisfettgewebelappen keine Schwierigkeiten. Meistens handelt es sich jedoch um sehr parenchymreiche Mammae mit wenig subcutanem Fettgewebe. Ein Wiederaufbau kann hier nur durch Implantation erfolgen. Wenn der verbleibende Hautsack sehr groß ist und reduziert werden muß, so erscheint es unbedingt ratsam, die Transplantation auf einen späteren Zeitpunkt zu verschieben.

Wir haben insgesamt neun Brüste nach Entfernung des Drüsengewebes primär mit Dermisfettgewebeimplantaten aufgebaut. Die Ergebnisse waren jedoch nur z. T. befriedigend. Bei vier Fällen traten folgende Komplikationen auf: 1. Teileinschmelzung des Implantates, die wiederholte Punktion des öligen Inhaltes erforderte und nach 6 Jahren eine Revision mit Entfernung des nicht eingeheilten Transplantatteiles nötig machte. 2. Auftreten eines nußgroßen harten Knotens, der ein Jahr nach der Implantation exstirpiert wurde und sich als Ölcyste erwies. 3. Sekundäre Infektion eines nur teilweise eingeheilten Transplantates, das nach 7 Monaten entfernt werden mußte. 4. Vollkommener Mißerfolg, der wegen Fehlens der Voraussetzungen nicht der Methode anzulasten ist:

Eine 33jährige Frau mit hochgradiger Kanzerophobie war nach zahlreichen Probeexcisionen, die eine Adenosis mammae ergeben hatten, andernorts einer intensiven Röntgenbestrahlung zugeführt worden. Der als Präkanzerose zu wertende histologische Befund hat uns veranlaßt, das restliche Drüsengewebe zu exstirpieren und in gleicher Sitzung die Aufbauplastik vorzunehmen. Trotz langdauernder Bemühungen war es nicht gelungen, eine absolute Blutstillung zu erzielen und es mußte eine Redondrainage angelegt werden. Postoperativ entstand in der strahlengeschädigten Haut im Bereich einer Excisionsnarbe eine durchgehende Nekrose. Sie wurde vor ihrer Demarkierung excidiert und die Wunde vernäht. Trotzdem war eine Infektion nicht zu verhindern und die Implantate mußten einige Tage später auf beiden Seiten entfernt werden.

Dieser Mißerfolg darf wohl mit Recht auf die durch die Bestrahlung geschaffenen ungünstigen Verhältnisse zurückgeführt werden. Lehrt doch die Erfahrung, daß nach tumorwirksamer Bestrahlung nicht einmal Spalthaut einheilt und zur Defektdeckung gestielte Lappen verwendet werden müssen. Aber auch die Hyperämie in den ersten Wochen nach einer Bestrahlung stellt bei Transplantationen eine den Erfolg ernsthaft gefährdende Schwierigkeit dar. Am besten werden daher röntgenbestrahlte Mammae vom Aufbau mit Dermisfettgewebelappen ganz ausgenommen.

Die anderen beobachteten Komplikationen sind sicherlich die Folge von Nachblutungen. Wir sind deshalb vom einzeitigen Verfahren ganz abgegangen und nehmen den Aufbau erst einige Tage später vor.

Bei sechs sekundär aufgebauten Mammae haben wir keine Komplikation erlebt. In einem Fall war eine Reduktion des großen Hautsackes mit freier Transplantation der Areola der Implantation vorausgegangen.

III. Rekonstruktion der Brust

Nach der operativen Entfernung einer Brust wegen eines Carcinoms sind die Voraussetzungen für eine Rekonstruktion ungünstig. Es fehlen die Brustwarze mit Warzenhof, der große Brustmuskel und damit die

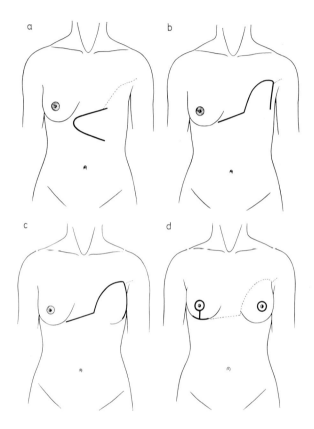

Abb. 7a—d. Schematische Darstellung des Rekonstruktionsverfahrens. a und b 1. Akt: Ersatz der fehlenden Haut durch einen Rotationslappen. c 2. Akt: Aufbau der Brust und Wiederherstellung der vorderen Axillarfalte durch je einen Dermisfettgewebelappen aus der Glutealregion. d 3. Akt: Rekonstruktion der Areola und Mammilla sowie Formangleichung der erhaltenen Brust

vordere Axillarfalte sowie der Hautüberschuß. Die dem knöchernen Thorax eng anliegende Haut ist durch die Röntgenbestrahlung nicht nur makroskopisch verändert, sondern vor allem in ihrer Vitalität schwer geschädigt.

Um Dermisfettgewebelappen zur Rekonstruktion verwenden zu können, muß die im Überschuß erforderliche Haut frei von Strahlenschäden sein. Durch Verwendung eines Rotationslappens vom Oberbauch wird diese Voraussetzung geschaffen (Abb. 7a u. b). Die Implantation erfolgt in einer zweiten Sitzung (Abb. 7c). Dabei genügt es jedoch nicht, die Brust allein aufzubauen. Es muß gleichzeitig auch die fehlende Axillarfalte und dadurch die Symmetrie der oberen Thoraxhälfte hergestellt werden. Wir legen dazu

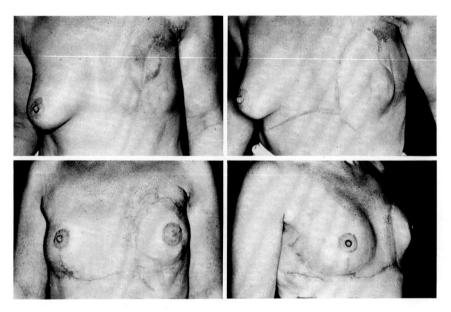

Abb. 8. Stadien und Ergebnis einer Mammarekonstruktion bei einer 38jährigen Frau

einen zweiten entsprechend geformten Coriumfettgewebelappen an Stelle des großen Brustmuskels ein und fixieren die Enden am Thorax und am Oberarm. In einer dritten Sitzung folgt die Rekonstruktion der Areola und der Brustwarze sowie die Formangleichung der erhaltenen Mamma.

Bei einer in dieser Art vorgenommenen Rekonstruktion heilten beide Dermisfettgewebelappen komplikationslos ein und zeigten nach 2 Jahren keine Veränderungen (Abb. 8). Eine weitere Wiederherstellung ist derzeit noch nicht abgeschlossen.

Zusammenfassung

Die vielfach vertretene Ansicht, die Transplantation von Dermisfettgewebelappen sei heute in der plastischen Chirurgie der Mamma überholt, wird auf ihre Berechtigung untersucht. Nach kritischer Betrachtung der eigenen Ergebnisse und der in einer Beobachtungszeit bis zu 10 Jahren aufgetretenen Komplikationen, werden aus den an mehr als 50 Coriumfettgewebeimplantationen gewonnenen Erfahrung folgende Schlußfolgerungen gezogen:

Bei einfacher Hypoplasie mit ungestörten anatomischen Verhältnissen sind die besten Voraussetzungen für eine Dermisfettgewebeimplantation gegeben. Bei 34 aufgebauten Brüsten war keine einzige Komplikation zu beobachten.

Der Wiederaufbau nach Parenchymexstirpation soll nicht in der gleichen Sitzung vorgenommen werden. Vier von 9 primär aufgebauten Mammae waren mit Komplikationen belastet, während alle sekundär implantierten Dermisfettgewebelappen ungestört einheilten.

Bei der Rekonstruktion nach Carcinomoperation und Röntgenbestrahlung muß die Voraussetzung für eine erfolgreiche Implantation erst durch eine nicht strahlengeschädigte Hautbedeckung geschaffen werden. Mit Coriumfettgewebelappen kann nicht nur die Brust aufgebaut, sondern auch die Korrektur des Musc. pectoralis major und damit die Symmetrie der oberen Thoraxhälfte wiederhergestellt werden.

Eine Ablehnung der Dermisfettgewebeimplantation wegen der angeblich zu erwartenden Volumenminderung erscheint nicht gerechtfertigt. Die demonstrierten Resultate beweisen vielmehr, daß die dem Verfahren angelasteten Nachteile — wie aseptische und septische Nekrosen, Verflüssigung oder narbige Umwandlung des Fettes, Bildung von Ölcysten und Konturänderungen — die Folgen einer unvollständigen Einheilung des Implantates sind. Die Ursache dafür ist meistens ein Hämatom, seltener das Fehlen der erforderlichen Voraussetzungen, also praktisch immer die Schuld des Operateurs. Die tatsächlichen Nachteile des Verfahrens sind die Größe des operativen Eingriffs und die an den Entnahmestellen verbleibenden Narben.

Ob der kleinere Eingriff des alloplastischen Aufbaues die verbleibenden Gefahren der Fremdkörperimplantation aufwiegt oder ob das etwas komplizertere Verfahren durch das eingeheilte eigene Gewebe gerechtfertigt wird, muß der Chirurg im Einvernehmen mit der betroffenen Frau beurteilen.

Literatur

BAMES, H. O.: Augmentation mammaplasty by lipo-transplants. Plast. reconstr. Surg. 11, 404 (1953).
BERSON, M. W.: Derma-fat-fascia transplants used in building up breasts. Surgery 15, 451 (1944).
BRUCK, H. G.: Probleme der Mammaaufbauplastik. Aesthet. Med. 14, 159 (1965).

CHOLNOCKY, T. DE: Late adverse results following breast reconstructions. Plast. reconstr. Surg. **31**, 445 (1963).
— Reconstruction of breast following mastectomie. Plast. reconstr. Surg. **16**, 226 (1955).
GELBKE, H.: Wiederherstellende und plastische Chirurgie. Stuttgart: Thieme 1963.
GILLIES, H. D., MILLARD, D. R.: The principles and art of plastic surgery. Boston: Little, Brown & Co. 1957.
GORDON, S. D.: Augmentation mammaplasty. A case report. Canad. J. Surg. **10**, 87 (1966).
JORSTAD, L. H.: Surgery of the breast. St. Louis: C. V. Mosby Comp. 1964.
LONGACRE, T.: Use of local pedicle flaps for reconstruction of breasts. Plast. reconstr. Surg. **11**, 380 (1953).
ONDARZA, R. VON: Mammaplastik, Indikation und Technik. Langenbecks Arch. klin. Chir. **308**, 76 (1963).
PEER, L. A.: The neglected free fat graft. Plast. reconstr. Surg. **18**, 233 (1956).
PIERER, H.: Hypertrophie, Aplasie und Präkanzerose der Mamma. Klin. Med. (Wien) **19**, 40 (1964).
— Reconstruction of the breasts after carcinoma operation. Kongreßband, 4. Intern. Congr. for Plastic Surgery, Rom 1967.
ROSSATTI, B.: Revascularisation and phagocytosis in free fat autografts: An experimental study. Brit. J. plast. Surg. **13**, 35 (1960).
WINKLER, E.: Korrekturoperation der weiblichen Brust. Klin. Med. (Wien) **20**, 303 (1965).
WATSON, J.: Some observations on free fat grafts: With reference to their use in mammaplasty. Brit. J. plast. Surg. **12**, 263 (1959).

H. PIERER
Chirurg. Univ.-Klinik
A-8036 Graz